薬害交通事故

免許返納を決める前に読む本

和田秀樹

はじめに

高齢者の暴走事故は、他人を巻き込み、深刻な被害を生み出します。そのため、高齢者に免許を自主返納させようとする風潮が強まっています。

きっかけとなったのが、２０１９年の東池袋自動車暴走死傷事故でした。

当時87歳だった高齢ドライバーが車を暴走させ、信号を無視して交差点に猛スピードで進入。歩行者や自転車を次々にはね、11人を死傷させました。お母さんと幼い子を死亡させてしまったこともあり、大きな社会問題となったのです。

ただ、35年以上も高齢者を専門にする医師として、この事故についての報道は、どうしても納得できないものでした。

そして、事故について詳しく報道されるほど、その感覚は強まりました。

あたかも、高齢だから暴走するのだという報じかたもありましたが、読者の皆さんは高齢者の暴走運転をどれだけ見たことがあるでしょうか？　私は毎日運転しますが、そういう姿はほとんど見たことがなく、やはり暴走運転をする人たちの多くは若い世代の人たちです。

そして、この事故では、87歳のドライバーは、ふだんから奥さんを乗せて運転していて、安全運転で知られていたそうです。それが、この日に限って、暴走し、信号を二つも無視しているのです。また、そのときのことを覚えていないとも証言しています。

高齢者をふだん診ている医者であれば、まず意識障害を疑います。

意識障害というのは、なんらかの理由で、身体は起きているのに脳が寝とぼけたような状態になることです。

その代表的なせん妄というのは、幻覚が見えたり急に興奮したりするため、認知症と間違えられることが多いものです。これは入院患者の3割くらいに起こる、まったく珍しくない異常状態ですが、家にいるときでも起こり、その人が急にボケたと、家族があわてることも珍しくありません。もちろん、自動車の運転中に起こっても不思議ではないのです。

意識障害やせん妄では、幻覚が見え、とても怖い体験をすることがあります。後ろから襲われている感覚になっていれば、アクセルを思いきり踏み込むことも十分考えられるのです。

現在、人口の3割近くが高齢者になり、医者にかかる人の6割以上が高齢者だといわれています。それなのに、この事故について、せん妄や意識障害の可能性を指摘した、医者のコメンテーターを私は知りません。

製薬会社が大スポンサーであるテレビ局が意図的に、そのようなまともな医者をテレビに出さなかったのか、いかに日本の高齢者医療が貧困なのかを物語る大問題です。

その後、このドライバーはパーキンソン病の治療を受けていることがわかりました。

これについても、私が調べる限り、「パーキンソン病で身体が固くなってアクセルを踏み続けた」と語った医者はいましたが、パーキンソン病の薬の多くは、運転禁止薬に指定されているほど、せん妄を誘発しやすい薬なのに、それを指摘する医者はいませんでした。

統計上は、高齢者が運転する際の事故は若い年代と同じ程度です。

死亡事故は確かに多いのですが、これは同じ事故を起こしても、高齢者のほうが亡くなりやすいという側面があり、**75歳以上では死亡事故の4割は自分が被害者である自爆タイプの事故**です。75歳未満の年齢では、自爆事故が約2割なのです。

人をはね殺す事故という点では、75歳以上もそれ未満も変わらないのです。

そのこと以上に問題なのは、75歳以上の運転する事故の4割が自爆だということです。高齢者のほうが、通常スピードを出さないのに、こんなに自爆が多いということは、意識がおかしくなって暴走してしまった可能性が十分に考えられます。

さて、高齢者の意識障害の最大の原因と考えられるのが薬の飲み過ぎです。

実は、運転に危険を生じさせるということで、**運転禁止薬に指定されている薬は2700種類以上**あります。医療用医薬品の4分の1です。そして、それを何種類も飲む多剤併用によってそのリスクはさらに高まります。

５種類以上の薬を飲んでいる人の４割が転倒するという東大病院老年病科の調査研究がありますが、その原因には脚がふらつくことのほかに、頭がぼんやりするというのもあるでしょう。これはある種の意識障害です。

実は、**高齢者の暴走運転が問題になっているのは、日本だけ**です。

これも、欧米では高齢者にはなるべく薬を出さず、めったに多剤併用をしないことと無関係ではないでしょう。ということで、高齢者の事故、とくに重大事故を減らすためには、免許返納より、薬の見直しが大切だというのが私の提言です。

高齢者が免許を返納すると、数年後に要介護になる確率が２〜８倍に増えるとされています。

ところが**薬を減らせば元気になる高齢者が多い**のです。

製薬会社に忖度したテレビ局がちゃんとした情報を流さず、医師たちが不勉強で運転禁止薬を出し続ける以上、読者の方々には本書を参考にして薬とのつきあいかたを考えてほしいというのが著者の真意です。

少しでも、これからの生きかたの参考にしていただければ幸いです。

第1章　高齢者の暴走事故は「薬害」の可能性が高い

第2章 薬で検査数値を下げるほど、事故のリスクは高くなる

第3章　薬の数が増えれば、副作用も起こりやすくなる

第4章　薬を最小限にするための医療の受けかた&暮らしかた

第1章

高齢者の暴走事故は「薬害」の可能性が高い

高齢者の暴走事故。真相は「薬害」ではないのか

２０２２年11月、福島市内で、当時97歳の男性が交通事故を起こしました。男性の運転する車が歩道に乗り上げ、歩行中の42歳の女性をはねて死亡させたほか、信号待ちをしていた複数の車に衝突し、４人にケガを負わせました。男性は「ブレーキとアクセルを踏み間違えた」と証言しています。

１年後、裁判所は禁錮３年、執行猶予５年の判決を男性に言い渡しました。男性の年齢と健康状態を考慮して執行猶予がつきましたが、「事故の結果と過失は重大」と裁判長は言及しています。さらに、

「被告は、安全な運転に必要な判断力、運動能力に衰えがあった」

「免許を返納するなどして、運転を控えるべきだった」

と指摘しました。

こうした高齢者の暴走事故の報道に触れるたびに胸がざわつく人は多いことでし

ょう。そのときにまず考えたいのは、なぜ高齢者は暴走事故を起こすことがあるのか、ということです。私は一つの仮説を立てています。それは「薬害」です。

現在、**「高齢者の暴走事故」と報道されているものの多くは、「高齢者の薬害交通事故」と言いかえることができる。**そう考えています。

「認知機能の衰え」が暴走事故の原因とは考えにくい

なぜ、高齢者の暴走事故は薬害の可能性が高いと考えられるのでしょうか。その理由を一つ一つひもといていきます。

一つには高齢者の事故率は決して高くないということです。

警察庁の統計によると、令和４年度の原付以上の免許所有者10万人当たりの事故件数は16～19歳が１０３９・２件と飛びぬけて多く、次いで20～24歳の５９７・２件、85歳以上の４９８・４件が多いという結果が出ています。70代は３００人代でやや高めですが、それでも30～34歳の３２０・２件と大して変わりません。

死亡事故については、確かに令和4年度の原付以上の免許所有者10万人当たりの死亡事故件数は16〜19歳が10・04件に対して、85歳以上が10・31件、80〜84歳が6・92件、75〜79歳が4・1件、20〜24歳が3・31件、ほかの年代が2件前後ということを考えると高齢者は危ないと言えます。

ただ、後で説明しますが、高齢者の死亡事故は自分が被害者となる自爆事故が多く、人をはねる事故はほかの年代とはそんなに変わりません。

では、認知機能の衰えが原因ではないかと考える人もいるでしょう。

現在、運転免許の更新期間が満了する日の年齢が75歳以上のドライバーは、認知機能検査を受けることが義務づけられています。

「認知機能」とは本来、理解や判断、論理などの知的機能を指します。ただし、高齢ドライバーに義務づけられている認知機能検査とは、いわゆる「認知症になっている可能性がないか」を調べるものです。

私は、高齢者専門の精神科医として40年近く、臨床の現場で過ごしてきました。

診察した患者さんは、６０００人を上回ります。介護の場や講演会などでかかわった方々も入れれば、１万人を超すはずです。大勢の患者さんを診察し、講演を行い、本を書いていくために日々研究を続けてきており、老年医学のプロフェッショナルを自認しています。

だからこそ、伝えられることがあります。その一つが、**「年齢」や「認知機能の衰え」が暴走事故の原因になるとは考えにくい、**ということです。

事実、池袋の事故も福島の事故も、ドライバーは認知機能検査をクリアしていました。

認知症になると、いろんなことが突然わからなくなるのではないか。みなさんは、そんなふうに考えているかもしれません。しかし、それは誤解です。とくに、危険を回避しようとする能力は、認知症発症後もかなりの末期まで残ります。

また、認知症の初期では発症に気づいていない人も少なくありませんが、そうした人も認知機能の衰えや判断力の低下などは自覚しています。同時に、危険を回避したい気持ちも強い。そこから、「事故を起こしてはいけない」という意識が強く働きます。

よって、万が一にも認知症を発症していることに気づかずにハンドルを握ったとしても、いきなり猛スピードを出すような暴走事故を起こすとは考えられないのです。

実際のところ、高齢者が人を死なせてしまう事故を起こす割合は、若い年代より低いのです。このことは「はじめに」でもお伝えてしましたし、改めてのちほど詳しく記述します。

多くの人は、「高齢者はすぐ事故を起こす」と危険視しています。しかし、統計を見てみれば、「高齢ドライバーの運転は危険」とするエビデンス（根拠、裏づけ）はないとわかります。

高齢者はなぜノロノロ運転をする？

もちろん、認知機能の衰えから起こしやすいミスはあります。たとえば、認知症の初期、運転中に目的地に向かう道がわからなくなることがあるかもしれません。こうしたときには、危険を回避するため、車をコンビニなどに停めると思います。

認知症を発症していなくても、高齢になればみな少なからず認知機能は衰えていきます。人間の認知機能の大部分をつかさどっている前頭葉は、40代から萎縮がゆっくり進んでいくからです。前頭葉は、注意や思考、感情のコントロールを担っています。この部分が衰えると、とっさの判断が遅れやすくなるのです。

たとえば、飛び出してきた子どもを間にあわずにひいてしまうことは考えられます。曲がり切れずに車をぶつけたり、物損事故を起こしたり、ということもあるでしょう。これらは、加齢にともなう判断力や反応速度の衰えから起こってきていると言えるでしょう。

こうした失敗を起こしやすいことを、高齢になってくると、誰もが自覚します。結果、現れてくるのがノロノロ運転です。

高齢者マークをつけた車のあとを走っていると、「もう少しくらいスピードを出してくれないものだろうか」と感じることがないでしょうか。正直、私はあります。慎重になり過ぎるほど、安全運転を心がけている現れが、あのノロノロ運転なのです。

しかも最近は、高齢ドライバーへの風当たりが強い。なおのこと、細心の注意を払いながらハンドルを握っていることでしょう。

福島県の当時97歳の男性も、事故を起こす数か月前に、車庫入れに失敗して車を柱にぶつけていたと報道されています。認知機能や運動機能が衰えれば、車庫入れは下手になります。しかし、**車庫入れが下手なことと、アクセルを踏み過ぎて暴走することは、まったく別の問題**です。逆に、運転が下手になったと自覚すると、ゆっくり走ることが多くなり、安全運転になるのです。

ブレーキとアクセルの踏み間違いについて考える

事故を起こした高齢者が、たびたび口にするのが、

「ブレーキとアクセルを間違えた」です。

「ブレーキとアクセルがわからないなんて、それこそ認知症の現れではないのか」

そう考える人も多いでしょう。しかし認知症とは、脳卒中などからくる脳血管性認知症を除き、ある日突然に始まる病気ではありません。少しずつ進行していくものです。

たとえば、数分前のことを忘れてしまう中等度の認知症の患者さんでも、スプーンとフォークの区別がつかなくなる人はいません。「スプーンは、どちらの手で持つんだったかな?」と迷う人もいないのです。何十年もかけて習慣化された記憶は、脳に深く刻み込まれているからです。

同じように、ある日「突然」ブレーキとアクセルがわからなくなることもない。

この「突然」がポイントです。**認知症はゆっくりと進んでいくもの**です。病気が進

行していけば、運転中に「あれ？　どちらだったかな」と思うことがだんだんと増えていくでしょう。

しかし、本人がそう感じたとき、自ら運転をやめるはずです。アクセルとブレーキがわからない状態で運転することほど怖いものはない。その恐怖を感じたとき、ハンドルを握る意欲は失われます。そもそも、アクセルかブレーキかわからなくなるまで認知症が進んでいたら、運転そのものができません。少なくとも発進のときに、アクセルとブレーキを間違えたら、車は前に進まないのです。

また、私は3000～4000人の認知症患者さんと話してきましたが、車にはねられた人はいません。やはり認知症が進んでいても、「車は怖い」と思うと逃げる本能が残っているからでしょう。人が危険を回避しようとする能力は強い。この能力は、認知症になってもかなり最後まで残るのです。

自分の命を最優先するのは本能のようなもの。ですから、**アクセルとブレーキを区別できない状態になれば、認知症を発症していても自ら運転をやめる**はずなのです。

福島の事故も池袋の事故も原因は「意識障害」という可能性

前述した福島の男性は、事故の原因を「ブレーキとアクセルと踏み間違えた」と証言しています。

また、高齢者の免許返納の議論が巻き起こることになった東池袋自動車事故（2019年）では、事故を起こした男性（当時87歳）は「アクセルが戻らなくなった」と車の不具合を主張しましたが、警視庁は最終的に「ブレーキとアクセルを踏み間違えたことによって車を暴走させた」と判断しています。

二人は、ふだんから暴走やあおり運転をしているようなパーソナリティに問題のある人物ではありませんでした。むしろ、まじめで学識も高く、自らの衰えを認識し、速度を落として安全運転を心がけていたと証言されています。また二人とも認知機能テストを免許更新時にクリアしているのです。

話をいったん変えますが、地方のオーベルジュ（郊外にある宿泊施設を備えたレストラン）でスポーツカーを乗り回している70代の男性がいました。スポーツカーを愛車にしているということはつまり、スピードを出すドライビングを好んでいる、という現れでもあります。

以前、その自然の美しいオーベルジュに旅行したことがあります。そのとき、彼が最寄駅まで迎えにきてくれたのですが、「こんなに出して大丈夫か」と心配になるほどのスピードで運転をしていました。

彼のように「ふだんから、近所でもスピードを出していました」といわれるような人が、猛スピードの末に暴走事故を起こしたのだとしたら、原因をまだ理解できます。

しかし、日ごろから安全運転を心がけ、ノロノロ運転をしていたような人が、事故を起こしたそのときにだけ猛スピードを出した。アクセルを踏み込んで猛スピードを出し、事故直前になってもブレーキを踏んだ形跡がない。もしもその瞬間、リスクを回避したい本能が正常に働けば、たとえブレーキとアクセルをいったんは踏み間違えたとしても、とっさにもう一つのペダルを踏み直すはずです。

しかし現実に、高齢者の暴走事故は起こっています。

では、なぜ暴走事故は起こったのか。その瞬間、彼らは正常な意識状態になかった。そう考えるのが妥当です。

ブレーキとアクセルを踏み間違えて、しかも車が大破する危険性を前にブレーキをまったく踏んでいないという事故は、意識が正常の状態では、まず起こすはずがないのです。つまり、その瞬間、**意識障害を起こしていた可能性が疑われる**のです。

実際、彼らは事故当時のことを覚えていないのです。

高齢者は「自らが死亡する」ほどの自爆事故が多いという事実

意識障害を起こしていた可能性が報道から読みとれる交通事故に、２０２３年６月に奈良県大和高田市で起こった事故があります。

テレビなどでくり返し報道されたので、鮮明に記憶に残っている方は多いでしょう。

88歳の男性が運転する車が暴走し、助手席に乗っていた90歳の女性が亡くなりました。この女性は、事故を起こした男性の奥さんだったといいます。

ドライブレコーダーには、事故の映像が残されていました。車は猛スピードで車列に衝突。先頭で右折待ちしていた車は、衝突の勢いで反転し、フロント部分が大破して白い煙を上げました。突っ込んだ車は、その勢いで左車線を走行する車にも衝突。右折待ちの車列にも突っ込み、ようやく停止したとのことです。

事故鑑定人によると、暴走した車は80～100キロほどのスピードが出ていた可能性があるそうです。一般道では怖くて出せない速度域だといいます。交差点に入る前から加速していたので、ブレーキとアクセルを踏み間違えた可能性は低いとのことでした。

つまり、ブレーキとアクセルを踏み間違えたのではなく、猛スピードで交差点に自ら突っ込んでいった。ここだけを見ても、認知機能の衰えで起こった事故ではないことは明らかです。

なお、この88歳の男性もふだんは安全運転のドライバーで、いつも奥さんを助手席に乗せ、仲よく車で出かけていたそうです。

くり返しになりますが、**認知機能の衰えを自覚している高齢者ほど、危険を回避しようとする意識が高い。**よって、猛スピードで交差点に突入していくことは考えられないのです。

高齢者に起こりやすい「せん妄」

意識障害とは、意識状態や覚醒度がふだんと違う状態のことを指します。

「寝とぼけたような状態」といえば、イメージしやすいかもしれません。

たとえば、こんな経験がないでしょうか。

夜中に目が覚めたり、無理に叩き起こされたりしたときに、ふだんではいわないようなことを口走ったらしい。そのことを朝に問われたのだが、まるで覚えていない。これも一つの意識障害です。

また、アルコールを大量に飲み、その最中の記憶がない、というのも意識障害です。何を話し、何をしたのかまったく覚えておらず、後日そのときの話を聞いて真っ青になったという経験の持ち主は、少なからずいらっしゃるでしょう。

健康な人が意識障害を起こすケースとしては、そうした場面に限られています。

一方、高齢者の臨床の現場では、意識障害はそれほどめずらしい症状ではありません。

臨床現場でよく見る意識障害に「せん妄」と呼ばれる症状があります。

せん妄とは、脳が機能不全を起こした状態のこと。急激に起こる注意障害や軽い意識障害などを中心に、さまざまな精神症状が出てくる病態全体を指します。一言で表せば、意識が混乱した状態のことです。あるいは、身体は起きているが、脳が寝とぼけた状態と言ってよいでしょう。

せん妄という意識障害は突然起こる

せん妄の症状について、さらに詳しくお伝えします。

超高齢社会になり、人口の3割もが高齢者になると、高齢者特有の病気が増えてくるし、注目されるようになります。

その代表が認知症です。85歳になると4割が、90歳になると6割が、テストをすると認知症と診断されます。骨粗しょう症なども、歳をとるほど増えるので、昔と比べて当たり前に知られるようになってきましたし、薬を飲む人も増えています。

そうしたなかで、意外に知られていないのが、せん妄なのです。

せん妄は、病的な状態ではありますが、時間が経つと治まることが多いため、病名といえないかもしれません。しかしながら、高齢になると増える状態であることは確かです。

たとえば、親を入院させたら、「テレビから天皇陛下が出てきて、声をかけてくれた」とか、「天井中、ゴキブリだらけなので、なんとかしてくれ」などといって、突然、大声で叫びまわったりすることがあります。そんな姿を見れば、親がボケてしまったと思うことでしょう。

しかし、多くの場合、数時間もしないうちにその症状は治まって、もとのようにふつうに会話を始めます。そして、通常は、そのときのことを覚えていないのです。

認知症になったと誤解されることの多いせん妄ですが、いくつかの点で明確に認知症と違う点があります。

一つは、認知症というのは、原則的に脳が少しずつ変性したり、委縮したりする病気なので、急に起こることはありません。少しずつ進行するのが原則です。

一方、ある日突然ボケたようになったとしたら、別の病気、通常はせん妄を考えたほうがよいでしょう。**せん妄の最大の特徴は、「急激に発症する」という点**です。

そして、意外に知られていないことですが、認知症では激しい幻覚や妄想が出ることはそんなにないのです。もちろん、レビー小体型認知症のように幻覚や妄想が出やすい認知症もありますが、アルツハイマー病や脳血管性認知症など、患者数の多い認知症では、物忘れがひどくなる、場所に関する見当識が障害されて迷子になる、進行すると人の話がわからなくなるという症状が主で、幻覚が現れることはそんなにありません。

ただし、認知症の人が、せん妄を起こしやすいのは事実です。脳が弱っているので、たとえば**薬の副作用や熱を出したときにせん妄を起こすことは少なくありません**。しかしながら、せん妄が治まると幻覚などは見えなくなるし、ボケ症状もかなり改善します。

それともう一つ、せん妄の特徴は、症状が短時間のうちにコロコロと変わることです。

ひどい幻覚が現れたり、興奮状態により大声で騒ぎまくったりするかと思うと、数時間のうちに落ち着いてもとの状態に戻る。治ったと思って安心していたら、また夜になると大騒ぎするというようなパターンが珍しくありません。

こうした違いをきちんと理解し、様子を見ていたら、認知症とせん妄を誤診することはまずないでしょう。

しかし、**せん妄について知らなければ、真っ先に認知症を疑ってしまう**はずです。せん妄はあまりに症状が派手なので、周囲の人間からみると、急にひどいボケ状態になったと思ってしまうのです。

そういう意味で、高齢者を抱える家族や、高齢者を診る医者には、せん妄という状態をぜひ知っていただきたい。外科系の医者はよく経験するので（手術後のせん妄は5人に1人くらい生じるとされている）、それほど慌てないが、内科では、まだ認知症だと誤診する医者もいるのは確かです。

池袋や福島の事故のようにふだん安全運転をする人が急に暴走するような事故において、ドライバーが絶対にせん妄だったとは私も断言しませんが、せん妄の可能性を指摘する声がほとんど出ないということは、医者の間でもこの知識が共有されていないことを痛感するのです。

「ボケた？」と感じる裏にせん妄が隠れていることも

では、せん妄は何が原因で起こるのでしょうか。

一つには、病気や手術が原因となります。横浜市立市民病院のホームページには、「入院患者さんの２～３割に起こり、高齢者はさらに起こりやすい」と記されています。75歳以上の胃がんや大腸がんの手術例の検討では、27パーセントの患者さんにせん妄が起こっていたとも報告されています。

手術後１～３日してから意識が混乱し、突然大声を出して、暴れることもあります。自分や他の患者さんの管を抜いてしまうなど、命を脅かすようなこともします。そんな症状が突然現れたら、家族は「認知症になったのか」と慌てるでしょう。ですが、心配しなくても、せん妄そのものはまもなく治まるケースがほとんどです。

そして、ここからが問題です。せん妄は、症状の程度に違いはありますが、高齢になると、ふだんの生活の中でも起こっている可能性が高いのです。

しかも、せん妄には病識がありません。病識とは、自分自身が病的な状態にあると自覚すること。せん妄には、それが「ない」のです。

つまり、**せん妄を起こしているとき、患者さんは自分が異常な行動や体験をしていることに気づいていない**、ということになります。

とはいえ、症状が重ければ、明らかにおかしい言動が現れるので、家族など周りの人が気づきます。ですが、軽症の場合は、周りも気づくのが難しい。「ボーッとしている」「注意散漫になる」などの症状しか見られないことが多いのです。

「あらあら、おじいちゃん、ちょっとボケてきたんじゃないの」

そんな一言で、すまされてしまう。その裏には、せん妄が隠れているケースが非常に多いだろうと、私は推測しています。

日常的に飲んでいる薬がせん妄の原因になる

なぜ、高齢になると、せん妄が起こりやすくなるのでしょうか。

私の臨床経験としてもっとも多いのが、薬物の影響です。**薬の影響によって起こってくるせん妄を「薬剤性せん妄」といいます。**

薬剤性せん妄のハイリスク薬として、厚生労働省は「重篤副作用疾患別対応マニュアル　薬剤性せん妄」（令和3年3月）で、以下を挙げています。

◎一般的な睡眠薬
◎抗不安薬（GABA$_A$受容体作動薬〈ベンゾジアゼピン系薬、非ベンゾジアゼピン系睡眠薬〉）
※長期間服用していたGABA$_A$受容体作動薬を急に中止したときにもせん妄を発症することがある
◎麻薬性鎮痛薬（オピオイド）
◎副腎皮質ステロイド
◎抗ヒスタミン薬（抗アレルギー薬）

◎H_2ブロッカー薬（制酸薬）

◎抗パーキンソン病薬（これは、池袋の事故のドライバーが服用していた可能性が高い薬です）

こうした薬を服用中、あるいは突然中止したときに、薬剤性せん妄は起こりやすくなる、と厚労省はしています。

ただし、高齢者にとって、薬剤性せん妄を起こす原因となる薬はこれだけではありません。詳しくは順々にお話ししていきますが、高齢者の場合、日常的に飲んでいる薬によっても、せん妄は起こりやすくなっています。

なお、厚労省はそのマニュアルで、次の症状が見られるときには、薬剤性せん妄を疑い、医者や薬剤師に急いで相談する必要がある、としています。

◎会話にまとまりがなく、何となくボーッとしている。

◎夕方から夜にかけて、興奮して眠らなくなる。

◎時間や日づけ、自分のいる場所、家族の名前などを言い間違う。
◎人が変わったように不機嫌でイライラする。
◎実在しない人や物が見えるような動作をする（幻視）。

高齢者の脳は薬の影響を受けやすい

高齢者は、若い人に比べて薬剤性せん妄を起こしやすい状態にあります。その理由の一つが「脳の働きが衰えてきているため」です。

人の脳は、加齢とともに容量が少しずつ縮小していきます。前述したように、前頭葉の萎縮は40代から始まっています。

また、脳内の神経伝達物質の量も減りやすくなっています。神経伝達物質とは、ドーパミン、セロトニン、アセチルコリン、ノルアドレナリンなど、脳の機能や行動、感情、学習、記憶などのコントロールに関与している化学物質のことです。

高齢者の脳は、神経伝達物質が減りやすく、アンバランスを起こしやすい状態に

薬剤性せん妄はこうして起こる

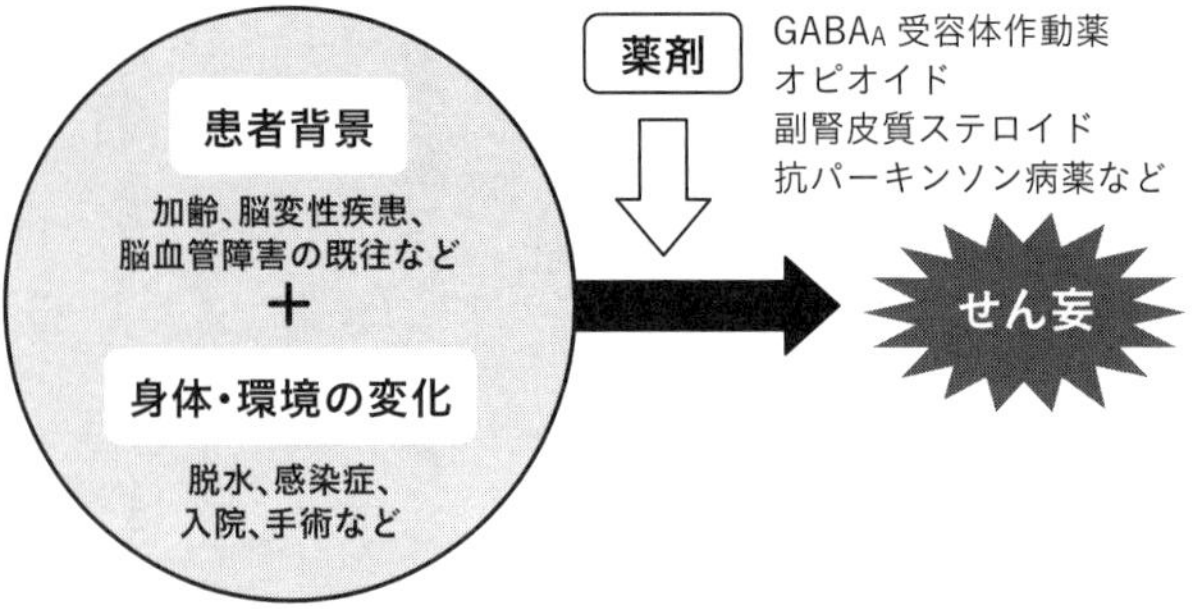

※出典「重篤副作用疾患別対応マニュアル　薬剤性せん妄」（厚生労働省 令和3年3月）

あります。

一方、せん妄は、脳が機能不全を起こした状態です。どういう機序で起こってくるのか明らかになっていない部分もありますが、神経伝達物質のアンバランスや、炎症などが原因になっていると考えられています。また、ストレスによって内分泌物質（ホルモンとも）の分泌に異常が生じることも原因となります。

加齢とともに脳の機能が落ちているところに、薬が影響し、神経伝達物質のアンバランスなどが脳内に生じる。それによってせん妄を発症しやすくなるのでしょう。

実際、**脳梗塞や認知症など、脳に病歴がある人ほど、せん妄のリスクが高い**とみられています。

薬剤性せん妄は、原因となる薬を初めて飲んだ日だけでなく、量を増やしたり、新たな種類が加わったりすることによっても起こってきます。

それならば、長い間飲み続けてきた薬だけを服用した日は安心と思われるかもしれません。しかし、残念ながら、そうともいえないのです。

「この薬は、ずっと飲んできたものだし、今まで何の問題もなかった」と思っても、そこに**脱水や感染症、そして痛み、炎症などの身体的な変化が重なれば、せん妄を突然発症することがある**のです。

車社会でせん妄ほど怖い副作用はない

現代の車社会で、せん妄ほど怖い副作用があるでしょうか。

せん妄は、前触れもなく起こります。「薬を飲むと、せん妄が起こりやすくなる」

と知らない高齢者は、服用後もふだんどおりに過ごすはずです。

いつもと変わりない生活を送っていたつもりが、突然、わけのわからないことをいい出したり、暴れたりすれば、家族が慌てて病院に連れていくでしょう。そして、「これは認知症ではなく、せん妄ですよ」と診断を受け、しばらくするともとの状態に戻るという経験をするのだと思います。


しかし、運転中に突然せん妄が起こったら、どうでしょうか。

夢幻状態に近い中で運転することになりますから、危険なのはいうまでもありません。目の前の景色がリアルな道路状況でなく、幻覚に変わってしまう。赤信号が見えず、そのまま通り過ぎることも、意識がもうろうとしていたり、寝とぼけた状態になったりすることも生じます。

事故を起こして目が覚めたら、人をはね殺していたということがあっても不思議はない状態です。**事故を起こしても意識が正常に戻らず、そのまま運転を続けてしまうことも起こる**でしょう。

さらに危険なのは、せん妄は、**悪夢を見ているような状態になるケースがあること**です。悪夢を見ているとき、みなさんはどんな心理状態になりますか？　何かに追われ、必死に逃げようとしているのに、足が思うように動かない。そんな感覚に陥らないでしょうか。

運転中にそんな怖い幻覚を見たとしたら？　逃げなければとアクセルをがんがん踏んでしまうことは想像に難くありません。

せん妄は軽症であれば短時間で覚醒します。

暴走事故を起こした高齢者は、「ボーッとしていた」「何が起こったか覚えていない」と証言することがよくあります。事故後に覚醒したとき、自分自身でも何が起こったのかわからない状態なのだと想像できます。

福島の事故にしろ、池袋の事故にしろ、奈良の事故にしろ、ふだんは安全運転を心がけていた人たちです。そうした人たちが突然暴走し、赤信号を無視し、事故後は何が起こったか状況を把握できずに呆然としている。この場合、年齢のせいでも、認知機能の低下のせいでもない。ましてや、単なるパニック心理のせいでもないでしょう。

事故直前のある瞬間に、突然せん妄が起こった。そう考えるしか、医者としては答えが見つからないのです。

コメンテーターの意見を真に受けてはいけない

2023年2月、朝のワイドショーを見ていたときに感じた憤りを、私は今もよく覚えています。

番組では、車やバイクなど5台が巻き込まれたひき逃げ事件が報道されていました。逮捕された男性は78歳。「高齢者がまた交通事故を起こした」と時間を割いて報じられていました。

最初は「また高齢者差別報道か」となんともいえない思いでテレビを眺めていま

した。すると、その男性は、事故を起こしたあと、壊れた車でそのまま「散髪屋に行っていた」と話しているといいます。バイク2台と車3台に次々と衝突し、そのまま逃走した疑いで逮捕されたとのことでした。

しかも、男性は「車をぶつけた覚えがない」と供述しているというのです。車やバイク5台もぶつけて「覚えていない」といい、事故後に何ごともなかったように散髪屋へ行っている。コメンテーターたちは「道徳観の欠如だ」「事故をなかったことにしたかったのではないか」と発言していました。

彼らが素人ならば、こうした反応はしかたがないとも思います。

しかし、お金をもらって、たくさんの人が見ているテレビ番組でコメントをするという「プロフェッショナル」でありながら、「道徳観の欠如」などと的外れな発言をして許されるのか。私は怒りがおさまりませんでした。

高齢者の交通事故が誤った観点で扱われると、視聴者は「高齢者は免許の自主返納がやはり必要だ」というように情報を受けとるでしょう。

コメンテーターは知ったかぶりなどせず、無知なら潔く「なぜ、こんなことをしたのか、私にはわかりません」とコメントしたほうがまだましです。

さて、ここまでお読みいただいたみなさんは、この男性がせん妄を起こしていた可能性が高い、とお気づきでしょう。実際、彼はまじめな性格の人物であり、周囲の人は「こんな事故は信じられない」「ふだんは安全運転だった」と証言しています。**ふだんはまじめな人が異常としか思えないような行動をする。**しかも、それをまるで覚えておらず、散髪屋へ行っている。これらの状況を照らしあわせれば、せん妄を起こしていた可能性が高いとわかります。

高齢者差別報道が堂々と行われている

高齢者の事故の報道にふれたとき、次のことを真っ先に考えてください。

厚生労働省の「人口動態統計（確定数）」によると、2022年の交通事故死者数は3541人。単純に計算して、1日当たり約9・7人が亡くなっています。

奈良県の78歳の男性が起こした事故は、他人を巻き込み、ケガをさせたとはいえ、死亡者ゼロです。事件性がより高いのは、死亡事故のはずです。それなのになぜ、9・7件の死亡事故は扱われず、高齢者の事故は死亡者がいなくても大きく報道されるのでしょうか。

こんなこと、おかしいとしかいえない。これを差別といわずして、何というのでしょうか。高齢者差別報道に他なりません。差別などしていないというならば、9・7件すべての死亡事故を報道すべきでしょう。それでこそ公平です。

視聴者はこの認識をしっかり持ったうえでテレビを見ることです。

そうしないと、多くの日本人がそうであるように、「高齢者は免許を返納すべき」という誤った考えを「もっともだ」と思い込みかねないのです。

そしてもう一点、高齢者の交通事故に対する社会的な誤解を解きたいと思います。

47ページのグラフを見てください。75歳以上のドライバーと75歳未満のドライバーの死亡事故の件数が比較されています。これは、警察庁が発表したデータをもとにつくられています。

このグラフを見るとわかるように、高齢ドライバーの死亡事故は、車両単独がもっとも多いのです。車両単独というのは、相手が存在しない交通事故です。電柱やガードレールに衝突したり、カーブを曲がりそこなって道路外に逸脱したりなどによって、自分の命を落とすような、いわば自爆事故を高齢ドライバーは起こしやすいということです。

そうした**自爆事故が高齢ドライバーの死亡事故の40パーセントを占めています。**これに対して、75歳未満のドライバーの自爆事故は23パーセント。高齢ドライバーの半分です。

これを見れば、高齢者は自爆事故を起こしやすいことがわかります。

一方、人対車両の死亡事故は、高齢ドライバーでは18パーセント。対する75歳未満のドライバーは38パーセントです。人対車両の事故とは、歩行者を車でひいてしまう事故です。**高齢ドライバーが歩行者をひいて死なせてしまう事故は、75歳未満**

高齢者は自爆事故が多く、人をひく事故は少ない

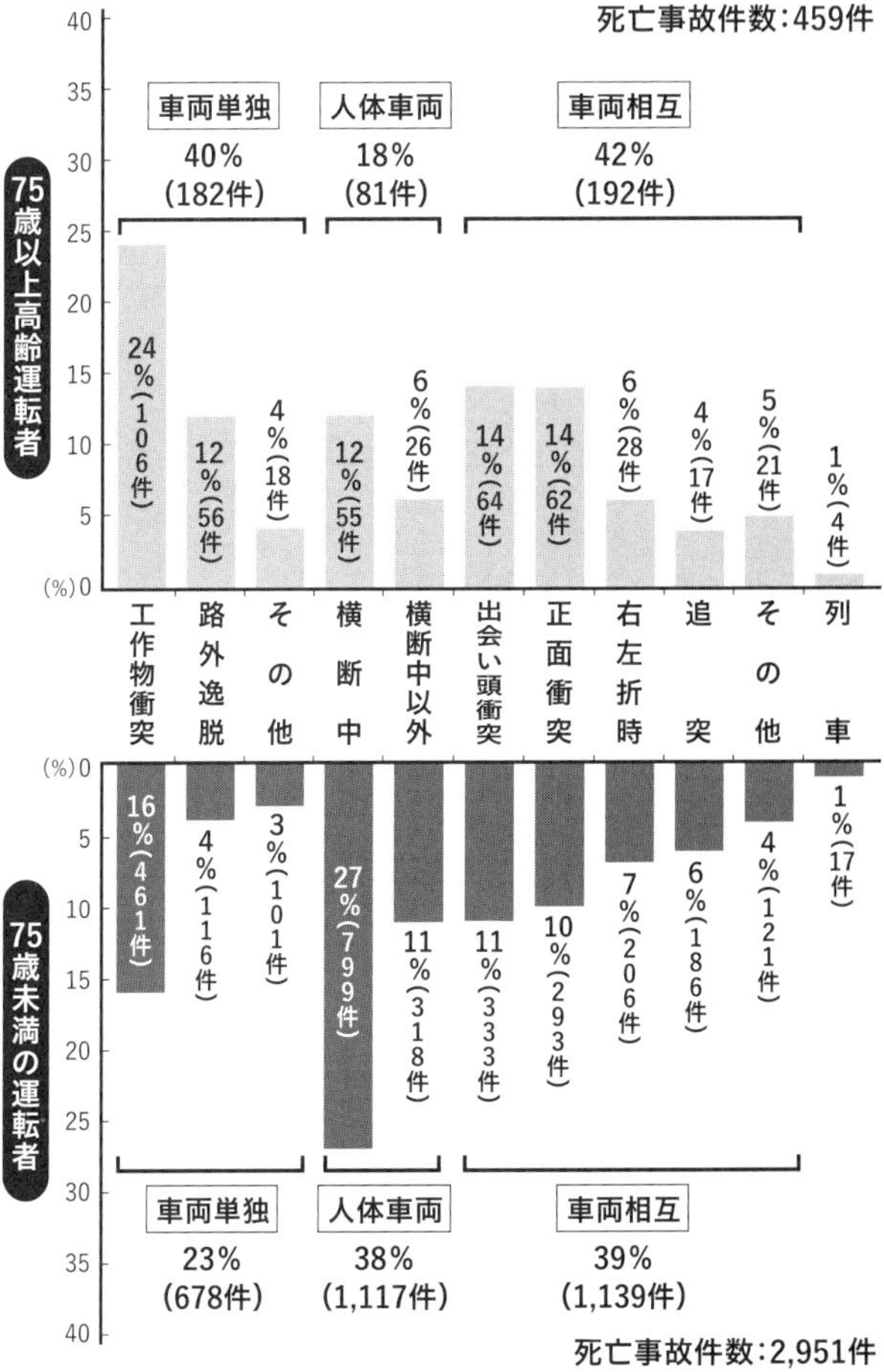

※警視庁資料による

の半分の割合でしかないのです。

さらに、正面衝突や追突事故などの車両相互は、高齢ドライバーが42パーセント、75歳未満が39パーセント。ほぼ同じ割合です。

高齢者の事故は報道され若い人の事故は報道されない

みなさんはこれまで「高齢者は他人を巻き込むような死亡事故を起こしやすい」と思い込まされてきたのではないでしょうか。

しかし実際は、高齢者が他人を巻き込む死亡事故を起こす確率は、若い人よりも低いのです。このことは、警察庁がデータによって示しています。

ではなぜ、みなさんは「高齢者は他人を巻き込むような大事故を起こしやすい」と思い込んでいたのですか。

テレビの報道番組が、高齢者が交通事故を起こすと大きく報道するからです。「高齢者の運転は危険だ」とくり返すためです。

それならばどうして、テレビは高齢者の交通事故を大きく扱うのでしょうか。

視聴率をとれるからです。


「犬が人間を噛んでもニュースにならないが、人間が犬を噛むとニュースになる」

これがテレビの本質だと私は思っています。

ニュースになるのは、レアケースであり、視聴者の関心を集められるような事件ばかり。「こんな悲惨な事件があるだろうか」と視聴者の心理に訴え、誰かをわかりやすく悪者にできる出来事ほど、視聴率をとりやすいのです。

視聴率がとれる番組にはスポンサーがつきます。テレビで働く人、出演する人の収入はスポンサーが支えています。スポンサーが喜ぶことをし、スポンサーが不利益を被ることはしない。そんなふうに**スポンサーに忖度しなければ、テレビというマスメディアは経営が成り立たない**のです。

テレビを見るならば、ここをしっかり理解しておくことです。

それができていないままテレビを見ていると、

「高齢者は他人を巻き込むような大事故を起こしやすい」

「だから、免許返納しなければいけない」

という短絡的な考えを刷り込まれてしまいます。

高齢の親から免許を取り上げるな！

免許返納問題は、高齢者自身だけでなく、高齢の親を持つ家族の大きな悩みごとになっているでしょう。

もしも、あなたが「そろそろ免許を返納してくれないか」と家族からいわれたならば、ぜひ理由を尋ねてみてください。

「他人の命を奪ってはいけないから、高齢ドライバーは運転をやめるべき」

というのならば、家族がテレビ報道を鵜呑みにしているとわかります。

この場合、先ほどの警視庁の統計を見せて、

「75歳未満の人のほうが人をはね殺すような死亡事故を起こしやすいのだから、私

に免許返納させるならば、あなたが先にやめるべきだろう」と伝えたらよいと思います。

高齢者の運転は危険ではなく、むしろノロノロの安全運転です。もしもドライバーが高齢者だけになれば、あおり運転やスピード違反、飲酒運転など、危険な運転による交通事故は著しく減るはずです。つまり、「高齢者の運転は危ない」ということは、免許を取り上げる理由にならないのです。

一方、「お父さんの命を守るためだから」といわれたらどうでしょうか。

前述したように、高齢ドライバーは、車両単独事故が多いのは事実です。自爆事故を起こしやすいのです。

高齢になると空間見当識が鈍り、運転が下手になります。それが、電柱にぶつけたり、車庫入れに失敗したりといった事故につながります。しかし、それだけで自分や助手席に座っている人が命を落とすほどの自爆事故につながるとは考えにくい。現在の車には、エアバッグがついています。それが用をなさずに死亡したのならば、猛スピードを出すなど、相当な力で自爆した結果です。

リスクを回避したい気持ちが強くなっている高齢ドライバーが、そうした危険な運転を正常な意識下でするはずがないのです。**高齢者のほうがふだんからスピードを出さない人が多いのに、自爆事故を起こすことが多いとしたら、これはかなりの割合で意識障害がからんでいる**と考えるほうが妥当でしょう。

こんな重大なことを知りもせず、高齢の親から免許を取り上げてては絶対にいけません。

テレビは薬剤性せん妄についてなぜ報道しない？

「高齢者は免許を自主返納すべきだ」

と誤った考えが日本中に広がってしまった責任は、それを大々的に報じてきたマスコミにあります。

薬剤性せん妄は、医療の現場ではありふれた症状です。医療者で知らない人はいないはずです。それなのになぜ、高齢者の暴走事故は薬剤性せん妄が原因ではないのか、と大々的に報道されないのでしょうか。

薬剤性せん妄というありふれた問題を、超高齢社会の日本で情報を広く深く扱っているマスコミの人間が気づいていない、なんていうことがあるでしょうか。

もしもあるならば、マスコミに携わる人間としての資質が疑われます。

では、気づいていて報道していないのだとしたら――。

「あっ！」と思い当たることがありませんか。番組の間に流されるコマーシャルは、薬の宣伝が非常に多く見られます。製薬会社は、テレビ局の大スポンサーです。そしてテレビは、スポンサーに忖度するメディア。自分たちの「飯のタネ」を失うような報道を彼らがするでしょうか。

こんな例を考えてみてください。飲酒運転事故が起こったとき、「飲酒運転は、もっと厳罰化すべき」というコメンテーターはいます。

しかし、コマーシャルの責任を問うコメンテーターはいません。現に欧米では、飲酒シーンの広告が禁止されている国のほうが普通です。なのに「お酒を飲むと癒されるという内容のコマーシャルは飲酒運転を促す可能性がある。規制すべきだ」と言うコメンテーターは皆無です。なぜでしょうか。お酒メーカーは、テレビ局の大スポンサーです。スポンサーのデメリットになることをコメントする人は、その道の第一人者であっても出演のオファーがこないからです。

薬の問題も、まったく同じです。私は、これまで数々の本で高齢者の交通事故について触れてきました。この問題を論じた『80歳の壁』（幻冬舎新書）は、2022年度ナンバーワンのベストセラーにもなっています。この本を紹介してくれたテレビ番組もいくつかありました。つまり、テレビ局の人間も『80歳の壁』は読んでいるはずです。

高齢者の暴走事故についての報道をするならば、コメンテーターに私を選んだらよいでしょう。視聴者にもっとも有意義で正しい情報を提供できる自信があります。

「この事故は、薬害性せん妄の可能性が高い」と伝え、高齢者が薬害性せん妄を起こしやすい事実をわかりやすく解説できます。高齢者の暴走事故を今後起こさないためには、この問題を日本中の人に知ってもらわなければいけません。テレビ番組で伝えれば、社会問題にしていけるはずです。しかし、そういう良心的なディレクターやプロデューサーがいないのが現実なのです。

高齢者の暴走事故は薬害の可能性が高いことを社会問題化できれば、痛ましい事故を速やかに減らしていけます。免許返納によって移動する自由を奪われ、要介護となっていく高齢者を増やさなくてもすむでしょう。

本来、マスメディアの存在意義とは、社会問題に対する意識を喚起し、人々に正しい知識を与え、それに基づいた行動へと導くことにあるはずです。

高齢者の暴走事故に関して、その役目を果たせるはずの私は、コメンテーターとして最適ではありませんか。ところが、声すらかかりません。一方、出演しているコメンテーターは、そこに医者がいたとしても、薬害やせん妄については口にもしないのです。

テレビのニュース番組やワイドショーに出演しているコメンテーターを、視聴者は「その道に詳しい人」と思っているかもしれません。しかし実際には、「テレビ局やスポンサーに都合のよいコメントを、視聴者の興味をそそるように言葉にできる人」と思っておいたほうが、間違った情報を刷り込まれずにすむでしょう。

医療用医薬品の4分の1が運転禁止薬

「自分が飲んでいる薬は、運転して大丈夫なのか」

今、そう思われている方は多いでしょう。

一方で、運転に危険がある薬は医者や薬剤師が教えてくれるはずだと、漠然と思っている人も少なくないはずです。

たしかに、2013年に「医薬品等の普及・安全に関する行政評価・監視 調査結果に基づく勧告」が総務省より出されています。そこには、「運転禁止薬」を処方・調剤する際には、医者や薬剤師からきちんと説明することが求められています。

運転禁止薬とは、その名のとおり、副作用のために運転が禁止されている薬のこと。運転禁止薬は、前述したようなせん妄のハイリスク薬だけでなく、誰もが服用する可能性の高い薬も含まれます。たとえば、風邪薬や花粉症、痛み止めなども運転禁止薬に指定されています。

その数、なんと2700種類以上！　**医療用医薬品の実に25パーセントが運転禁止薬**に指定されているのです。

本来ならば、運転禁止薬を処方する際に、

「この薬を飲んでいるときには、運転しないように」

と医者や薬剤師はきちんと説明する義務があります。

しかし、薬の注意書きには示されていたとしても、口頭で厳しく伝えられるわけではない。なぜでしょうか。医療用医薬品の4分の1に当たる薬が「運転禁止薬」だからとしか考えられません。

もしも、薬を処方されるすべての患者さんが「運転禁止薬」についての説明を求め、「運転できないのは困る」と拒否し、「別の薬にしてほしい」と頼んでくるようになったとしたら、「3時間待ちの3分間診療」と揶揄されるほど忙しい臨床の現場では、対応しきれない。そんな医療者側の思いが見てとれます。

薬害で交通事故を起こしても責任を問われるのは自分自身

しかも、運転禁止薬というのは、「これらの薬を飲んでいるときに運転をしたら、厳罰が科せられる」という薬ではないのです。

たとえば飲酒運転は、見つかっただけで厳しい罰則が科せられます。事故を起こしていなくても、免許とり消しにもなります。飲酒検問も行われます。

ところが、運転禁止薬には罰則も、検問もないのです。「服用しても、事故を起こさなければよい」という判断です。

ところが、ここからが重要です。もしも**運転禁止薬を服用中に人身事故を起こし**

たら、「運転に支障がある状態だった」と判断され、危険運転致死傷罪に問われることが起こり得るのです。

これは飲酒運転やあおり運転と同じ罰則です。危険運転致死傷罪は、人を負傷させた場合は15年以下の懲役、被害者が死亡した場合は1年以上の有期懲役です。有期懲役とは20年以下の懲役を意味します。執行猶予がつかなければ、最長で15～20年は刑務所に入ることになるのです。

医者からは薬を処方される際に「運転禁止薬」とは告げられず、何も知らないまま薬をまじめに飲んで、ハンドルを握った。それによって意識障害を起こし、人身事故につながった。この場合、現在の日本では、責任を問われるのは、医者でも製薬会社でもなく、事故を起こした本人です。しかも、危険運転致死傷罪という重い罰則が科せられかねません。

意識障害の原因が薬害だったとしても、医者や薬剤師が説明責任を果たしていなかったとしても、事故を起こせば自己責任という言葉が重くのしかかってくることになるのです。

風邪薬もアレルギーの薬も運転禁止薬

では実際に、どんな薬が運転禁止薬に該当するでしょうか。

2013年に総務省が出した運転禁止薬の分類は次のとおりです。鳥取大学医学部附属病院薬剤部がホームページに掲載している「運転禁止薬について」の一覧をもとに、使用目的と副作用についても書き記します。

なお、37～38ページで紹介した薬は厚生労働省が公表している薬剤性せん妄を起こしやすい薬で、今回は運転禁止薬です。せん妄のハイリスク薬は運転禁止薬にも含まれるため、重なっているものも多いことをお断りさせていただきます。

◎**オピオイド系鎮痛薬**（ヒドロモルフォン、オキシコドンなど）

※医療用麻薬。手術中・後、外傷、陣痛などの急性痛や、がん、神経損傷などの

慢性痛に使われる。眠気、めまいを起こす。

◎**β遮断薬**（カルベジロール）
※心不全の治療に使われる。めまい、ふらつきを起こす。

◎**抗精神病薬**（アリピプラゾール、クエチアピンなど）
※統合失調症など精神疾患に使われる安定剤など。眠気、注意力や集中力、反射運動能力などの低下を起こす。

◎**認知症薬**（ドネペジル、メマンチンなど）
※認知症の患者に処方される。意識障害、めまい、眠気などが起こりやすい。

◎**鎮咳薬**（デキストロメトルファン、コデインリン酸塩など）
※咳止めに使われる。眠気をもよおすことが多い。

◎**消化器系薬**（ブチルスコポラミン、ロペラミドなど）
※胃痛や腹痛に使われる。下痢止めなどの薬も眠気を起こすことがある。薬によって、眼の調節障害、眠気、めまいが起こることがある。

◎**眼科用剤**（ラタノプロスト）

※高眼圧症、緑内障の治療に使われる。点眼によって一時的に霧視が表れることがある。

◎解熱鎮痛薬、総合感冒薬（インドメタシン、ＰＬ配合顆粒）

※風邪や関節痛で一般的に処方される。眠気、めまいなどを起こすことがある。

◎抗ヒスタミン薬（クロルフェニラミン、ケトチフェンなど）

※アレルギー性疾患で使われる。花粉症をはじめとするアレルギー性鼻炎で服用する人は非常に多い。眠気をもよおすことがある。

◎ベンゾジアゼピン系、ベンゾジアゼピン類似薬（トリアゾラム、ブロチゾラム、ゾルピデムなど）

※脳の興奮を鎮めて不安、緊張、不眠などを改善していく。睡眠導入剤としても使われる。運転に必要な反射能力、注意力、集中力の低下が起こったり、眠気が生じたりする。夜に服用しても次の日の朝まで作用が続くことがある。高齢になるほど、この薬は体内に残りやすい。

◎抗てんかん薬（バルプロ酸、レベチラセタムなど）

※てんかんの治療薬で、集中力や注意力の低下、眠気を起こす。

◎抗パーキンソン病薬（プラミペキソールなど）

※パーキンソン病の治療薬。突然寝てしまったり、ウトウトしてしまったりすることがある。

◎アゾール系抗真菌薬（ボリコナゾール）

※カンジダなど真菌（カビ）を殺菌する。物がぼやけたり、まぶしく見えたりなどの視覚障害が起こることがある。

◎神経障害性疼痛治療薬（プレガバリン、ミロガバリン）

※めまい、傾眠、意識消失などが起こりやすい。

以上は、薬を大別したものであり、薬名はほんの一例です。

しかしこれを見ただけで、ご自身と無関係ではない薬の多さに驚かれたのではないでしょうか。風邪を引いたとき、みなさんがよく飲む薬も、アレルギー性疾患の治療で使われる薬も、運転禁止薬が多いのです。

さらに、運転禁止薬以外に「運転注意薬」もあることを、車を運転する人は知っておかなければいけません。**運転注意薬とは、運転禁止薬ほどではないが、運転に注意が必要とされている薬**です。運転注意薬になると、さらに幅広い薬がそこに含まれることになります。

鳥取大学のＨＰでは「**『運転注意薬』として糖尿病治療薬、降圧薬、抗不整脈薬、泌尿器系薬、抗生剤**などが定められています」としています。

糖尿病治療薬、降圧薬、抗不整脈薬、泌尿器系薬、抗生剤などの薬を使用している高齢者は、非常に多いといえます。

なお、糖尿病や高血圧の薬の問題点については第2章で、高齢者の多剤併用の深刻なリスクについては第3章で詳しくお話しします。

運転禁止薬や運転注意薬について、さらに詳しく調べるには、インターネットをぜひ活用してみてください（本書で紹介しようとすれば、一冊まるごと薬の一覧になってしまいます）。服用中の薬がそれらに該当するか否か、人任せにしたりせず、自らしっかり調べることです。

◎鳥取大学医学部附属病院薬剤部「自動車運転に注意が必要な薬剤リスト（当院採用薬を中心に作成）
https://www2.hosp.med.tottori-u.ac.jp/departments/establishment/pharmaceutical/files/54545.pdf

欧米では高齢者の暴走事故が起こっていない

もう一つ、高齢者の暴走事故は薬害の可能性が高い、と私が考える理由があります。

欧米では、高齢者の暴走事故がほとんど起こっていないのです。

たとえばドイツは、日本と同じく車大国です。

ドイツのアウトバーンは、速度無制限の高速道路として知られています。速度200㎞／h以上という猛スピードで走ることが許されています。

しかし、ドイツでは高齢者が猛スピードで突っ込んでいくという暴走事故は問題になっていません。高齢者が高速の入り口を間違えて逆走する、ということは起こっています。しかし、高齢者が暴走した、もしくはブレーキとアクセルを踏み間違えたという交通事故はほとんどないというのです。

その理由を「マニュアル車が多いため」と解説する人がいます。オートマ車の場合、アクセルとブレーキを踏み間違えると大事故につながるが、マニュアル車であれば、スピードを出すためにはクラッチを踏みながらギアチェンジが必要となり、事故につながりにくい、というわけです。

しかし、私はそれだけではないと思うのです。車の運転中に意識障害が起これば、どんな車に乗っていたとしても、大事故につながる可能性は高くなる。猛スピードをすでに出している状態で意識障害を突然発症すれば、どんな凄惨な事故になるか想像にかたくありません。

ところが時速２００㎞で走ることが許されている国で、高齢者の暴走事故が起こっていない。これは、なぜなのでしょうか。意識障害を起こす人が少ないとしか考えられないのです。

ちなみに、ドイツも高齢化の進む国です。令和４年版高齢社会白書によれば、高齢化率の世界トップ３は、日本（28・６パーセント）、ドイツ（21・７パーセント）、フランス（20・８パーセント）です。日本と同じように高齢ドライバーが多い。しかし、高齢者に免許更新の際の認知機能検査も義務づけていない。高齢ドライバーの権利がきちんと守られているのです。

人が死ぬのは「神の思し召し」という思想

では、日本とドイツでは、何が違うのでしょうか。

ドイツの医療保険制度では、外来診療は10割給付。つまり無料です。入院治療や医薬品は、患者負担がありますが、基本的に1割です。ここだけを見ると、日本より手厚いように感じるでしょう。

しかし、日本のように高齢者に濃厚医療を行いません。**「高齢者には無駄に薬を出さない」というのがコンセンサス**になっています。また、患者さん自身がどのような治療を望むのか、人生観や生活の質を考えながら自己決定していきます。運転に問題が出るような薬は飲まない、と自分で決めれば、その意思が尊重される医療文化が根づいています。これは、ドイツに限らず、ヨーロッパの多くの国に共通することです。

そして、これらの国では高齢者の暴走事故は問題になっていません。それは、これらの国では原則的に、とくに**高齢者に対しては多剤併用を行わないから**と私は考えています。このことについては、第3章で詳しく説明します。

たとえば福祉国家と知られるスウェーデンでは、高齢者福祉が充実しています。

ですが、高齢者に医療はほとんど施されません。

口までご飯を持っていき、食べることをしなければ、「この人はもう生きる意思がなくなった」と見なされます。その高齢者は、もしかしたら風邪を引いて体がだるいのかもしれませんし、脱水を起こして食欲がないのかもしれません。しかし、日本のように多くの検査を行って原因を究明するようなことはしません。

なぜでしょうか。それが「神の思し召し」と考えるからです。天国に行くのも神の思し召し。それに逆らうことはしない、という思想が共有されています。

一方、日本ではスプーンを差し出して食べないときには、点滴をします。胃ろうもします。なんとしても、生きさせようとするのです。本人がもう放っておいてほしいと願っても、医療が施されます。検査も行い、薬もバンバン出されます。**できる治療があるのに何もしなければ、医者の責任問題になってしまう**からです。

高齢者への濃厚医療はよいこと？　危ないこと？

みなさんも、日本と欧米の医療の違いをコロナ禍で実感されたことと思います。日本では、高齢者に積極的に医療を施し、新型コロナ重症患者の切り札といわれた「エクモ（体外式膜型人工肺）」や人工呼吸管理など、高度で専門的な医療機器を用いました。高齢者をなんとしても守ろうと、昼夜を問わない医療体制も敷かれました。

一方、欧米では、高齢者を中心に大勢の人が命を落としました。原則的に、高齢者に濃厚医療が行われることはないからです。

そのことが、日本と欧米との致死率を開かせた一因になったと見られています。事実、日本のように高齢者にエクモを使うという、そんなすごい国は他にありませんでした。

しかし、高齢者医療が手厚過ぎることは、よいことばかりではありません。むしろ、平時には問題のほうが大きい。**他の国であれば飲まないような薬まで飲まされ**

ているからです。しかも1種類ではなく、何種類も飲まされています。
そして、他の国では起こらない高齢者の暴走事故が、日本では起こっている。なぜでしょうか。警察による検証はされていませんが、薬を飲んでいれば、運転中に薬剤性せん妄を突然起こす危険性が高くなることは明らかな事実です。

運転する自信がなくなったときが運転をやめるとき

私は、**医療とは自己決定的であるべき**と考えています。

長生きできなくてもいいから、無駄な薬は飲みたくない。

長生きできなくてもいいから、食べたいものを食べたい。

そして、長生きできなくてもいいから、車をできるだけ長く運転し、自由に移動できる権利を守りたい。

これらはすべて個人の自由によるものです。どう生きるかを自分で決めることは、人としての尊厳でもあります。誰かから制限されることでは、本来ありません。

しかし、医者から「薬をきちんと飲まないと命の保障はできませんよ」と半分脅かされるように告げられたら、「飲んだほうがいいのか」と思ってしまうでしょう。

そうやって服用している薬によって、高齢者の暴走事故が起こってきている可能性は高いと推測できます。**本来は運転注意薬であることを説明する義務が医者にはあるのに、事故を起こした際に責任を問われるのは患者さん**のほうです。

それが暴走事故だった場合、日本の無知な、あるいは製薬会社に忖度《そんたく》したマスコミは袋叩きのようにする。被害者の声を大々的に取り上げ、「高齢のくせに運転をするからだ」と断罪する。そうして何の罪もない高齢者に免許返納を迫る日本という国の愚かさに早く気づいていただきたい。

ここに気づくことができれば、同調圧力に流されて、大切な免許を返納してしまう、という失敗をしなくてすみます。

もちろん、「もう運転しない」と自分で決めたならば返納するとよいと思います。

運転する自信がなくなったら、運転席に座らないことは、ドライバーとして何よりも重要な決断です。私は、自己決定による免許返納は否定していません。むしろ運転する自信がないのなら、しないことをおすすめします。免許を自主返納することで受けられる特典もあります。

本当は運転したい気持ちを殺してまで、高齢だからという理由だけで返納する必要はない、と伝えているのです。

知り合いの精神科医から聞いたこんな話があります。高齢者の暴走事故のニュースの中で、免許を返納した地方の農家の高齢男性の話です。

この人は認知機能テストで合格点を取れず、精神科医がウソを書くわけにはいかないからと認知症の診断をしたため、免許は失効しました。しかし田舎暮らしでは、自ら運転できない生活は不自由で、タクシーに格安で乗れるとはいえ、外出の機会が大幅に減ってしまった、と話していました。

何よりもつらいのは、免許を返納したために、トラクターに乗れなくなってしまったこと。跡継ぎのない彼は、長年手塩にかけて育ててきた桃の木を自らの手で1本1本切らなければならなかったのです。そして、うつ病になり精神科医に通うようになったのです。

しかし、彼は本当に免許を返納し、生きがいだった桃の木を切る必要があったのでしょうか。

ほかにも、免許返納によって農業ができなくなってうつ病になった72歳男性を私は知っています。家に引きこもって歩かなくなったために、寝たきりになってしまったとのことです。

免許返納を社会全体で迫るということは、人の生きがいと尊厳を奪うことになることを、私たちは決して忘れてはならないのです。

運転をやめた高齢者が要介護になるリスクは2倍以上

「そんなことをいって、高齢者の尊厳を守るために、誰かの命や健康が犠牲になってもよいのか。和田という医者は、本当に無責任だ」

そんなことをいう人もいます。

しかし、高齢者が暴走事故を起こすのは、年齢や運転能力、認知機能の低下のためではなく、薬害の問題である可能性が高いことは、おわかりいただけたでしょう。つまり、**人の命を守りたいのであれば、高齢者から免許を取り上げるより、薬のチェックをしたほうが有効**だということです。

高齢者を責めるならば、運転禁止薬の説明もおろそかに薬を出す日本の医療や医者、製薬会社に忖度して公平な報道をしないテレビなどのマスメディア、薬のリスクを広く報道させない状況をつくっている製薬会社の責任をまず追及すべきでしょう。

そして、無責任に高齢者に免許返納を迫る人たちは、次のデータを知らなければいけないと思います。

筑波大学などの研究チームが２０１９年に調査した結果では、**65歳以上で運転を**

やめた人が6年後に要介護になるリスクは、2・16倍にもなったと報告されています。

この調査では、運転をやめてから電車やバス、自転車に移動手段をかえた人たちでも、運転を続けた人に比べて1・69倍もの要介護リスクになることも、明らかにされています。

つまり、免許を返納すれば、他の移動手段が用意されていたとしても、要介護になるリスクは高まるのです。

しかも、海外の研究では、**高齢者が車の運転をやめると、うつ状態になるリスクが約2倍になり、社会参加も減る**などの悪影響があると示されているのです。

要介護が2倍になって、たとえば200万人も増えたとしたら、介護費用は年間に4兆円も増加します。そのために社会保険料が一人当たり何万円も増額になることも知っておいたほうがよいと思います。この問題は、誰にとっても決して他人事ではないのです。

第2章

薬で検査数値を下げるほど、事故のリスクは高くなる

血圧や血糖値は高齢になったら高くて「当たり前」

加齢とともに、高血圧や糖尿病になる人が多くなります。現在、高血圧症の日本人は約4300万人、糖尿病患者は約1000万人とも推計されています。

高血圧や糖尿病と診断されると、治療が始められます。しかし、**高血圧や糖尿病の行き過ぎた治療も、運転中に意識障害を起こす危険性をはらんでいます。**本章では、多くの高齢者が受けている高血圧や糖尿病の治療と車の運転について考えていきます。

まずは、基準値を目標にして数値を下げさせようとする医療の危うさから話を始めていきましょう。

そもそも、**血圧も血糖値もコレステロール値も、高齢になれば高くなるのは自然現象**です。

若い頃の血管は、血管壁が薄くて柔軟性にも富んでいます。血管も、肌と同じようにピチピチ。ところが、年齢とともに柔軟性は失われ、だんだんと厚くかたくなっていきます。そうやって血管が老化していくことを、医学的には「動脈硬化」と呼びます。

動脈硬化は、高血圧、高血糖、高コレステロールによって進行すると考えられてきました。そのため、この3つを現代医学では「三大悪」と捉え、改善の必要性を強く求めています。

それでは、動脈硬化の何が問題なのでしょうか。

脳卒中や心筋梗塞を起こすリスクが高まることです。

脳卒中とは、脳梗塞と脳出血の総称です。脳梗塞は、血栓（血の塊）が脳血管に詰まることで起こり、脳出血は脳血管が破れることで生じます。心筋梗塞は、心臓を取りまく血管（冠動脈）が詰まることで酸素と栄養が届かなくなって、心筋が壊死する病気です。

これらの病気を防ぐために、多くの医者は動脈硬化の危険性を訴え、血圧、血糖値、コレステロール値などの数値をコントロールしていくことを求めます。食事や運動などの改善に加えて、薬の服用も必要というのです。

私が長年勤めていた浴風会病院という高齢者専門病院では、年間100人程度のご遺体を解剖していました。それによって高齢者の身体や健康ついての実態を、私自身おおいに学ぶことができました。

そこから明らかになっていることはたくさんあります。

その一つは、**70代後半以降で動脈硬化でない人は一人もいない**、という事実です。高齢者のご遺体は、薬を飲んでいようと、食べたいものを日々がまんしながら暮らしていようと、みんな動脈硬化になっていたのです。

これが何を意味するでしょうか。

血圧も血糖値もコレステロールも、高齢になれば高くなるのは自然なこと。薬を飲んでも、食事制限をしても、生きていれば血管が柔軟性を失っていくのは避けられないのです。動脈硬化のいちばんの促進因子は加齢だからです。

検査数値の「異常＝病気」とは言えないわけ

高血圧や糖尿病、脂質異常症をコントロールするために薬を処方するかどうかは、検査結果の基準値がもとにされます。

では、基準値はどのように決められているのでしょうか。簡単に解説すると、こんな感じです。

まず、１０００人、１万人という大勢の人を集めて検査を行います。そして検査数値の平均値を挟んで95パーセントが「基準値」、そこから高過ぎたり、低過ぎたりして外れた５パーセントを「異常値」とします。

つまり、統計によって「基準値」と「異常値」が決められている。言いかえれば、健康な人を１００人集めて検査をすれば、そのうちの５人の数値は「異常値」とされます。しかし、もともと健康な人を集めた検査です。ですが、その５人は、健康体であるにもかかわらず、「異常値」という領域に入れられることになります。

もしも、血管の状態を調べる大規模調査を行っていて、「この数値になると、動脈硬化がこのくらい進んでいる」と調査したうえで、「異常」＝「病気」とするならば、検査結果の数値の重要性も理解もできます。しかし、単なる統計によって「異常＝病気」とされてしまうのが、現在の数値のあり方です。

しかも、こうした基準値の決め方では、非常に重要なことが見落とされます。年齢です。血管がピチピチしている若い人も、血管が硬くなってきた高齢者も、みんな同等に扱われて基準値が決められています。

こんなこと、ふつうに考えて「おかしい」のです。

数値は本来、人によって違います。個体差が大きいからです。体質や環境、体形、性別、職業でも異なる。何より、若者と高齢者では体質がまったく違っているのです。

薬を飲まなくても9割は脳卒中にならない

多くの医者は、血圧、血糖値、コレステロール値の数値をもとに、薬を処方するかどうかを決めています。

ところが日本には、**「数値が悪いから長生きできない」というエビデンスはありません**。日本老年医学会という組織がありながら、「日本人はどの数値のときに長生きし、どの数値では長生きできないのか」という大規模な調査をしていないためです。

一方、アメリカでは大規模調査が行われています。エビデンスのある薬でなければ、保険会社がお金を出さないからです。よって、数万人単位の比較調査が行われます。

たとえば、アメリカには、70代の高齢者が血圧の薬を飲んだ場合と飲まない場合において、脳卒中になる確率を比較した有名な研究論文があります。

これによると、平均年齢72歳、平均血圧１７０㎜Ｈｇの人が血圧の薬を飲まなかった場合、５年後に脳卒中になる確率は８・２パーセントでした。

では、飲んでいた人はどうだったでしょうか。脳卒中になる確率は５・２パーセントの確率でした。

この結果をエビデンスとして、アメリカでは「薬を飲んだほうがよい」という結論が出されます。

しかし、お気づきのとおり、薬を飲まなくても9割以上の人は脳卒中になっていないのです。しかも、**薬を飲んだ人と飲まなかった人では、脳卒中になる可能性の差はわずか3パーセント**。そして薬を飲んでいても5％以上の人が脳卒中になるのです。アメリカでは薬が処方されるとき、このエビデンスが示され、服用するか否かを患者さん自身が決めます。

古い時代の記憶に日本の医療は縛られている

日本にも、血圧や血糖値、コレステロール値、赤血球数などと病気との因果関係を示すデータはあります。しかし、どのくらいまで下げると、寿命をのばせるのかという、日本人を調査したデータがないのです。つまり、**薬の力で数値を下げたと**

しても、それによって寿命がのびるかどうかは日本人の場合はわからない、ということです。

そうだというのになぜ、医者は数値を基準値まで下げさせようとするのでしょう。

血圧を例に考えてみます。「血圧を下げたほうがよい」と医者が主張するのは、「脳出血を防ぐこと」を重視しているためではないか、と私は推測しています。

かつて、日本人の死因のトップは結核でした。それが1950年頃に脳出血に変わりました。1981年にがんが死因トップになるまで、日本では脳出血で亡くなる人がもっとも多かったのです。つまりその時代、日本人にとっていちばん怖い病気が、脳出血だったわけです。

そして当時、脳出血の最大のリスクファクターが高血圧でした。

血圧が160~170㎜Hg程度でも、血管の切れる人が多かったのです。

そこで、「高血圧は危険」として血圧を下げる運動が各地で展開されました。それにともない、血圧を下げるための降圧剤も多く処方されるようになりました。

しかし現在、脳出血で亡くなる人数は大幅に減っています。

日本人の死因の1位はがんです。2位は心疾患、3位は老衰、そして脳卒中は4位です。脳卒中でもっとも多いのは脳梗塞。次に脳出血、くも膜下出血と続きます。

数字で見ましょう。がんで亡くなる人は年間約38万人。これに対し、脳出血で亡くなる人は約3万人です。現在の日本では、脳出血で亡くなる人はがん死の12分の1です。この数字だけを見れば、**日本人は脳出血に気を遣うより、がん予防を重視することが大事**とわかります。

ところが、日本の医療は血圧を下げることに懸命になっている。いまだに70年も前の記憶に縛られ、

「血管が破れたら大変だから、血圧を下げるために薬を飲みましょう」

という時代遅れの治療を、患者さんに強いているように私には見えるのです。

タンパク質をしっかりとって脳出血を予防

それではなぜ、現代の日本では、脳出血による死が減ったのでしょうか。薬による治療が功を奏したからでしょうか。実はそうではないのです。むしろ、当時多く処方された治療薬は高血圧にはあまり効かないのに、うつ病を起こす副作用があり、自殺者を増やしたという歴史があります。

では、脳出血による死者数が減ったのはなぜか。最大の理由として考えられているのは、栄養状態の改善です。

タンパク質の摂取量が増えたことにより、日本人の血管が丈夫になりました。それによって、動脈瘤がない限り、簡単には破れなくなっているのです。

日本人はもともと豆腐や納豆、魚介類などからタンパク質をとっていました。そこに加えて、肉や卵もよく食べるようになった。植物性と動物性のタンパク質をバランスよく十分に摂取していることで、血管が破れにくくなったのです。

脳出血の根本的な原因は、タンパク質の不足です。血管は、ゴムのチューブのようなものです。ゴムが足りなければ、弾力性が失われ、破れやすくなるでしょう。血管も同じです。**血管を破れにくくするためには、材料となるタンパク質が必要。**タンパク質を十分に摂取すれば、身体は血管を再生していくことができるのです。

かつて、日本人が脳出血を起こしやすかったのは、タンパク質の摂取量が不足していたためです。大豆も魚介類も大切なたんぱく源ですが、それだけでは足りなかった。血圧が１６０～１７０㎜Ｈｇ程度でも脳出血が起こっていたのは血管が弱かったからです。

反対に、タンパク質をしっかりとっていれば、血管が丈夫になります。脳出血を過度に恐れる必要もなくなるでしょう。

そのためにも、大豆や魚介類に加えて、肉と卵もしっかりとっていきましょう。とくに**血圧が高い人は、今よりさらに多くタンパク質をとってください**。それが脳出血を防ぐ最良の自衛策となります。

アメリカの後追いが日本の高齢者を薬漬けにする

日本の医療はなぜ、多くの薬を使って検査の数値をコントロールしようとするのでしょうか。

背景には、日本の医療が戦後、アメリカ医学を後追いしてきたことがあると考えられます。

アメリカ人は、栄養過多による超肥満者が大勢います。身長１７０cmで１００kgを超える人もざらです。高血圧や糖尿病の患者も多く、長い間心筋梗塞で亡くなる人が、がんで亡くなる人と同じくらいいました。超肥満者が健康を守るためには、体重、血圧、血糖値の数値をコントロールすることが必要なのです。

ところが、アメリカでは薬を簡単には出してもらえません。医療費が非常に高いためです。

たとえば、お金持ちが入院したときには、手厚い医療を受けられます。内科の病気であったとしても、精神科医も一緒になってメンタル面をサポートすることも行われます。

しかし、経済的に余裕のない人たちは、医療機関を気軽に受診できません。ただし、65歳以上の人には「メディケア」という公的医療保険が適用されます。さらに低所得者の場合は「メディケイド」という保険にも二重で加入できるようになっています。ところが、これらの制度は非常に複雑で、自己負担も生じます。メディケアでは、一部の薬代の自己負担が大きいことも問題になっています。治療の必要な高齢者も、簡単には薬を出してもらえないのです。

一方、日本の状況を見てみましょう。心筋梗塞で亡くなる人は、約3万人。がんで亡くなる人の12分の1です。アメリカ人に多い超肥満者は、ごく少数です。アメリカ人とは、疾病構造も栄養状態も遺伝子も違います。「数値が高いから」といってアメリカと同じような治療をするのは本当に意味があるのかわかりません。

何より医療体制がまるで違います。国民皆保険制度のある日本では、みなさん、とても気軽に病院に行きます。**風邪で医療機関にかかるなど、世界では見られないこと**です。「風邪は寝ていれば治る」というのが、世界の共通認識です。しかし、日本人は風邪を引いただけで慌てて病院に行く。そんなことができるのも、医療費が安いからにほかなりません。

薬も簡単に出してもらえます。風邪で受診したら、５〜６種類もの薬を１週間分処方される、ということもあるでしょう。風邪でそんなに多くの薬を処方する国など日本くらいです。

こうした過剰医療が高齢者に行われると、どうなるでしょうか。

高齢者は、検査結果が異常値になる項目が増えていきます。そのたびに新たな薬が追加されます。**薬が簡単に処方される日本では、高齢者は薬漬けになりやすい**のです。

血圧を下げ過ぎると心筋梗塞や脳梗塞のリスクが上がる

現在、高血圧の基準は、くり返しの測定で、診察室血圧で最高血圧が140㎜Hg以上、あるいは最低血圧が90㎜Hg以上と定義されています。

これは、私から見ると異常ともいえるほどの低さです。かつては最高血圧の基準値は「年齢+90」とされていました。70歳なら160、80歳なら170。このくらいあってもよいと思います。**加齢とともに血圧が高くなるのは自然なこと**で、むしろこの程度はなければ、必要な栄養や酸素を全身にめぐらすことができません。昔の医療のほうが、人の身体をよく理解していたと思います。

現在の医療は、「家庭血圧を基準として、血圧を下げる治療を行ったほうがよい」としています。しかも、この基準値には年齢に対する考慮がまるでない。40代の若い人も80代の高齢者も一律に最高血圧は135㎜Hg以下が望ましいとしているのです。

みなさんは、**血圧を下げることにもリスクが伴う**ことをご存じですか？

おそらく、ほとんどの医者が降圧剤を処方する際に、そのことを説明していないでしょう。実は、血圧を下げ過ぎると、脳梗塞や心筋梗塞が起こりやすくなるのです。

70代後半になれば、程度の差はありますが、誰もが動脈硬化になっています。動脈硬化のある血管では血栓ができやすい。ここまでは加齢にともなう自然現象です。「血栓」といわれると、血管が詰まることを連想して、「怖い」と感じる人もいるでしょう。ただし、少々の血栓ならば、血圧が高ければその力で押し出すことができます。**動脈硬化のある血管にとって、血圧がある程度高くなるのは、命を守るために必要なことでもある**のです。

では、動脈硬化があるのに、血圧が低ければどうなるでしょう。血栓を押し出す力が足りません。当然、血管が詰まりやすくなります。結果、心筋梗塞や脳梗塞になるリスクが高まるのです。

「脳卒中や心筋梗塞を防ぐため」と行っている高血圧の治療が、脳梗塞や心筋梗塞を起こす原因になる。これでは何のための治療かわからなくなります。

「引き算医療」が高齢者の活力を奪う

私は、2023年に『「足し算医療」のススメ』（ワニブックス【PLUS】新書）を出版しました。この本では「引き算医療」の害と「足し算医療」の重要性を記しています。

「足し算医療」とは、今より健康になるために必要な医療や対策を生活に足していく方法のこと。高齢者が活動的であるためには、足し算医療が欠かせません。

ところが現代の医療は、引き算医療が主流です。検査の数値に注目して、薬を使って基準値まで下げたり、数値を下げるために食事制限したりなど、どんどん引き算をしていきます。日本の保険診療が引き算医療を基本につくられているからです。

たしかに、50代までは将来起こるかもしれない健康上のリスクを軽減するために、引き算医療が有効かもしれません。若ければまだ薬の害に耐えられるだけの体力もあります。

しかし、高齢者が引き算医療を熱心に行うと、マイナス面が強く現れやすい。今日という日を元気よく過ごすための活力が奪われる害が大きいのです。

ここから、本書の最大のテーマである薬と交通事故の関係について話を戻していきます。**現代医療のスタンダードである引き算医療が、高齢者の思わぬ交通事故の原因になっている可能性が高い**のです。

理由は「動脈硬化」にあります。高齢者はみな少なからず動脈硬化が起こっています。それによって、血流が悪くなりやすい。血流が滞れば、脳が必要とするだけの栄養や酸素が届かなくなります。するとどうなるでしょうか。

脳は栄養不足、酸素不足に陥ります。結果、頭がボーッとしてきます。思考力、判断力、注意力、集中力も減退します。足元もフラフラするでしょう。

加齢によって血圧や血糖値が高くなるのは、脳が必要な栄養と酸素を得るためでもあります。加齢に伴う高血圧、高血糖は動脈硬化に対処するための適応現象の側面があるのです。

こんな大切なことを考慮せず、検査数値ばかり見て血圧、血糖値を薬の力で下げさせてしまう。この引き算医療も高齢者が思わぬ交通事故を起こす一因となっていると私は考えています。

降圧剤も運転注意薬と知っていますか？

たとえば、低血圧の人は、身体がだるい、動くのが億劫などの症状に日常的に悩まされています。血液の循環が悪くなっているために、栄養や酸素が脳に十分に届いていない現れです。身体が鉛のように重いという人もいます。この状態が日常的に続くのは、大変につらいことでしょう。

動脈硬化のある高齢者が、降圧剤によって血圧を必要以上に下げてしまうと、これと同じ症状が現れます。実際、「血圧の薬を飲むとだるくてしかたがない」という声はよく聞かれます。低血圧の状態を人工的につくってしまっているのです。

もちろん、血圧が高いために頭が痛い、めまいがする、心臓に症状が現れているなどのときには、薬によるコントロールが必要です。むしろ、そういうときこそ、薬が役に立ちます。

しかし、**薬を飲まなくても元気に生活をできている人が、「薬を飲むとだるくて、頭がボーッとする」という状態になってまで血圧を下げる必要があるのでしょうか。**

ましてや、そんな状態で運転をして、正常な判断力が働くでしょうか。

実際、降圧剤も運転注意薬に入っています。

「降圧作用に基づくめまい、ふらつきなどが現れることがあるので、自動車の運転などには注意させること」

とされているのです。

現在、**日本人の約４３００万人が高血圧に該当する**とされています。いわゆる「血圧が基準値より高い人たち」です。このうち、治療を受けている人は半分ほどと推計されています。つまり、**2000万人以上の人が降圧剤を服用していて、そのうちの大半は、自分が運転注意薬を飲んでいるとも知らずに今もハンドルを握っている**ことになります。

理由は、多くの医者が、「これから処方する薬は運転注意薬に指定されている」という重大な事実を告げないまま、「血圧を下げないと、将来、脳卒中や心筋梗塞になる」という薬の必要性ばかりを説明しているからです。

高血糖より怖いのは薬によって起こる低血糖

糖尿病の治療薬も、使用者が非常に多い運転注意薬です。

「重篤かつ遷延《せんえん》性の低血糖を起こすことがあるので、自動車の運転などに従事している患者に投与するときには注意すること。また、低血糖に関する注意について、患者およびその家族に十分徹底させること」

と説明することが、医者に求められています。この説明義務を怠る医者がいるとすれば犯罪的と言っていいと思います。それほど、低血糖は怖い症状です。

低血糖は、意識障害の大きな原因の一つです。血糖値が下がり過ぎてしまうことで、めまい、冷や汗、動悸、痙攣、手足の震えなどの症状が現れること。意識がもうろうとしたり、寝とぼけた状態になったりなどの意識障害も起こります。さらに重度になれば、異常行動や深い昏睡に陥ることもあるのです。急激に症状が進み、最悪の場合、命を奪います。そんな怖い発作と隣りあわせの治療を、医者はどうして受けさせるのでしょうか。

高血糖の状態が長く続くと、血管を傷つけて、動脈硬化を進行させるとされているからです。また、血管の劣化によって、さまざまな合併症を引き起こします。その予防のために、現代医療は糖尿病の治療を患者さんにすすめるのです。

しかし、動脈硬化はじわじわと時間をかけて進んでいきます。これに対して低血糖は急激に進行し、ときにあっという間に命を奪うこともある。はっきりいって、**高血糖より低血糖のほうが怖い**のです。

さらに、**車の運転をする人には、低血糖の発作は非常に危険**です。ちょっとクラクラするなと思いながら運転していたら頭がボーッとして、気がついたら意識を失っていた、ということが起こり得るのです。

ただ、「運転注意薬を服用している」とあらかじめ意識できていれば、体調の変化を感じたらすぐに車を停めるという判断ができるでしょう。飴などの糖質を口に入れ、低血糖が改善するまで休憩するなど、適切な対応ができると思います。

ところが、それで安心はできません。糖尿病の治療薬には「遷延性低血糖」という副作用があるからです。薬の使用後に低血糖が生じたので糖質を摂取したところ、血糖値が上昇した。ところが30分ほどで再び低血糖が起こってくるというのが、遷延性低血糖です。

「頭がボーッとしてきたが、飴を口に入れたからもう大丈夫」と安心して運転していたら、本人が気づかないうちに再び低血糖になったという危険性があるのです。

糖尿病の治療がアルツハイマー病の原因に？

「糖尿病はアルツハイマー病の発症リスクの一つ」と言われています。認知症が怖くて、糖尿病の薬を熱心に飲んだり、インスリン注射を打ったりしている人もいるのではないでしょうか。

実際、「血糖値は、認知症予防のためにも下げたほうがよい」というのが、現在の医学の常識でもあります。

しかし、この常識が真実かどうかは明確にわかっていません。

事実、それと正反対のデータが、浴風会病院での解剖結果で確認されています。糖尿病があった人は、ない人に比べて、解剖所見ではアルツハイマー病の発病率が3分の1にとどまっていたのです。

もともと浴風会病院では、

「糖尿病の人はアルツハイマー病になりにくい」

と言われていたうえ、高血糖の人と正常な人で生存曲線に差がないという結果もあったため、血糖値のコントロールはあまり行われていませんでした。このデータもそれを確認するためのものでした。

ところが、福岡県久山町で実施された久山町研究では、糖尿病の人はそうでない人の2・2倍もアルツハイマー病になりやすいとの結果が報告されています。

久山町研究と浴風会病院の研究では、なぜ正反対の結果が出たのでしょうか。

久山町は「町民を健康にしよう」というスローガンのもと、町を挙げて糖尿病や高血圧の治療にとり組んでいました。調査対象となった高齢者はみな治療を受けていたのです。

この二つのデータを見比べると、一つの仮説を立てることができます。

高血糖の人が基準値まで数値を下げるために、血糖値を厳しくコントロールすると、1日に何時間か低血糖になる時間が発生します。薬の作用で、血糖値が下がり過ぎてしまうのです。

現在、ブドウ糖は「糖尿病の原因物質」「太る」などと悪玉視されがちですが、身体にとってはエネルギー産生に欠かせない重要な栄養素です。ブドウ糖が不足すれば、脳はたちまちエネルギー不足に陥ります。

その状態が１日に数時間起こる。これは、脳にとって大変な負担です。人間の脳の重さは１２５０グラムほどしかないのに、酸素とブドウ糖は全摂取量の４分の１も消費しているのです。脳が正常に働くには、それほど大量のエネルギーが必要だということです。

そうだというのに、１日に何時間か低血糖になる時間があり、しかもそれが毎日くり返されるとなったら、脳は大変なダメージを負うことになります。それによって脳の変性が進み、アルツハイマー病の発病率を高めている可能性があります。

そう考えると、久山町研究と浴風会病院の結果は正反対ではなく、合致するのです。

もしも、この仮説が正しければ、「糖尿病だからアルツハイマー病になった」のではなく、**「糖尿病の治療薬を使い過ぎていたから、アルツハイマー病になった」**

とも言えます。

もちろん、これはあくまでも私の仮説です。かなりの可能性であり得ると考えていますが、大規模な調査を行ったわけではありません。

ただ、大切なのは、医学の常識はまず疑ってみること。引き算医療に熱心な医者の言葉を鵜呑みにしてばかりでは、私たちは大切な健康を守ることができないのです。

糖尿病であってもなくても長生きすればみんな認知症になる

実は、私も糖尿病を発症しています。血糖値が660㎎／㎗になったこともあります。ちなみに、日本糖尿病学会では正常な食後血糖値の範囲を「70～140㎎／㎗」としています。この基準値をもとに考えれば、かなり重度の糖尿病です。

ですが、私はインスリンなどの治療薬を使っていません。自身の仮説が正しいと考えているからです。

ときどき、「糖尿病の治療をせずに、アルツハイマー病になることが怖くないのか」と心配してくれる人もいますが、人間生きていれば誰もがいずれは認知症になります。認知症も、脳の老化現象だからです。加齢とともに老眼や難聴が進むのと同じように、**脳が老化すれば認知症が起こってくるのは自然なこと**です。

ただ、いずれは認知症になるにしても、そのときはできるだけ遅いほうがよいでしょう。だからこそ、私は自分の考えを信じ、「認知症を予防するため」にも、糖尿病の治療薬は使わないのです。

何より、薬を使って低血糖になる時間をつくりたくはありません。

私は、車を運転しますし、患者さんの診療を行い、原稿を毎日書いています。講演会を行い、取材を受け、ユーチューブの動画を撮影するということもしています。低血糖になって頭をボーッとさせてしまっては、それができなくなりますし、運転の際も危険です。

だからといって、高血糖を放置しているわけではないのです。薬は使わずとも、できることを行っています。その方法は主に二つ。よく歩くこととスクワット。これらを行いながら、血糖値が３００を切ることを目標にコントロールしています。

おかげで体調もよく、意欲も途切れることなく湧いてきます。

なお、眼底や腎機能も定期的に調べていますが、合併症が起こってくる兆しは現在のところ見つかっていません。

運転ができなくなってまでその治療は受ける価値がありますか？

くり返しますが、糖尿病の治療薬を使っている人は、低血糖の発作には十分に注意してください。

高齢者の場合、低血糖が思わぬ転倒骨折の原因になることも多くなります。転倒骨折は、寝たきりになる大きなリスクファクターです。合併症を防ぐために糖尿病の治療薬を飲んでいたはずが、転倒して寝たきりになってしまう。これほど残念なことがあるでしょうか。

また、**低血糖の発作は、人から意欲を奪います。**

私が浴風会病院に勤務していた際、認知症のような症状が出てきたと来院する人が大勢いました。そのうちの何割かは、他の病院で糖尿病の治療を受けていた患者さんでした。ボーッと寝とぼけたような状態がたびたび起こるうえ、言動の異常や失禁が見られるとして、家族に連れてこられた人もいます。

こうした場合、薬やインスリンを減らしてあげると、ほとんどの患者さんが回復するのです。どんよりした表情の人が「頭がスッキリした」といって、元気をみるみるとり戻されていきました。

医師の指導に従い、薬で高血糖を基準値まで下げる引き算医療を続け、たとえば20年長く生きられたとします。けれども、頭がぼんやりしてヨボヨボした状態になり、大好きな車の運転もできなくなって、やがて寝たきりになってしまう……。そんな余生でいいのか。引き算医療を受けている人は、その治療はご自身の人生にとって受ける価値があるのか、一度きちんと考えていただきたいと願っています。

高齢者は薬の「半減期」が長くなっている

みなさんは、「検査をして数値が高かったら薬を飲む」ということを当たり前だと思い込んでいませんか?

医者は患者が思っているほど「健康」について知りません。「病気」については医学的に学んでいても、どうすると人が元気で意欲的に日常生活を送れるかということはまるで知らない、もしくは考えもしない医者がほとんどです。

とくに、**高齢者の身体をきちんと理解している医者は、残念ながら少ない**。それは、薬の出し方を見るとよくわかります。高齢者の身体を理解している医者は、意識障害が起こらないよう注意して薬を処方するはずなのです。

薬剤性せん妄など薬が原因となる意識障害は、高齢になるほど起こりやすくなります。理由は二つあります。

一つは、前述したように、脳の老化です。脳が老化していることで、高齢者は薬に弱くなっています。脳が老化すると、薬の影響を受けやすくなるのです。

二つめは、**高齢になるほど薬が身体に残りやすくなる**ことです。

薬には、「半減期」というものがあります。血液に吸収された薬の濃度がピークに達してから、半分に減少するまでの時間のことを半減期と言います。

半減期が短い薬は、代謝と排泄のスピードが速いということ。そのぶん、薬の効き目も短くなります。

一方、半減期が長い薬は、代謝と排泄のスピードが遅いということ。そのぶん、身体の中で薬が作用する時間が長くなります。

ただし、高齢者の身体では、半減期の一般的な基準が通用しなくなっています。

薬が体内に残りやすいために、半減期が長くなっています。すべての薬ではありませんが、そういう薬が多いのです。

このことが、高齢者に薬剤性せん妄が生じやすい大きな原因になっているのです。

肝臓と腎臓の衰えが薬の半減期を長くする

なぜ、高齢者の身体は薬が残りやすくなっているのでしょうか。

そのことを考えるため、薬が体内でどのような経路を経て効果を発揮し、排泄されていくのかをまずお伝えします。

口から飲んだ薬は、食道を通り抜けて胃に入ります。薬は胃で溶けますが、そこで吸収されるのはほんのわずか。ほとんどが小腸で吸収されます。そして、肝臓に届けられます。

肝臓には物質を「代謝」する働きがあります。代謝とは、物質が化学的に変化し、身体が使いやすい形に分解・合成されること。また、化学物質や有害物質を、無害な物質に変えることも、代謝の働きの一つです。

薬も肝臓で代謝されます。それから、薬の成分は血管に吸収され、心臓のポンプの働きで全身に行きわたります。これを「分布」と呼びます。

そして、薬は再び肝臓に戻り、代謝され、血液中に送られ、分布する。これをくり返しながら半減期を迎え、その後効果を失います。そうして最終的には、腎臓から排泄されていくのです。

高齢者の身体に薬が残りやすいのは、肝臓と腎臓の働きが落ちているからです。加齢とともに肝臓と腎臓も老化していきます。それによって、代謝する力も、排泄する力も少しずつ弱っていきます。このために、通常の半減期を過ぎても、薬が体内に残り続けてしまうのです。

そうだというのに、高齢者の身体をよくわかっていない医者の指示どおりに薬を飲んでいると、どうなるでしょうか。薬の血中濃度が高くなってしまうのです。

薬は一般的に、血液中の濃度が一定値を超えると作用が現れます。反対に、血中濃度が一定値より減ると作用を失います。

このように、薬の作用が現れてから無効化するまでを「有効域」と呼びます。薬を服用する回数は、血中濃度が有効域の範囲内になるように決められています。薬の半減期がくる前に次の薬を入れてあげれば、血中濃度は安定します。

たとえば、薬の半減期が8時間だったとしたら、1日3回薬を飲めば、血中濃度は有効域の間に保たれます。こうすることで、一定濃度の薬が体内をめぐっている状態を保たせているわけです。

50代と80代の親子に同じ量の薬が処方されている現実

服用する薬の量は、幼い子どもの場合、年齢や体重で決められています。

ところが、**15歳以上は、薬の使用において「成人」というくくりで扱われます。**

用量が一律になるのです。体重や年齢が考慮されなくなる、ということです。

これはどんなことを意味するのでしょうか。

たとえば、１歳の赤ちゃんと14歳の少年では、薬の用量は違います。もしも１歳の赤ちゃんに、14歳のお兄ちゃんと同じ量の薬が処方されたら、お母さんはびっくりするでしょう。そして、その医者に不信感を抱くはずです。

しかし、15歳以上になると、これと同じことが当たり前に行われます。風邪を引いて20歳の孫と75歳のおばあちゃんが一緒に受診すると、同じ量の薬を処方されることが起こり得るのです。患者さんも、そのことに不信感すら抱きません。あるいは、

「血糖値が高いですね。糖尿病になっていますよ」

と言って、50代の息子と80代の親に同じ量の薬が出されることもあるでしょう。

なぜ、こんなことが起こるのでしょうか。薬の半減期が、若い人の身体に基づいて決められているからです。**現代日本の医療は、若い人の身体を基準に薬の半減期も、用量用法も、検査の正常値も決められている**のです。

ところが一方、高齢者は身体に薬が残りやすく、半減期が長くなっている。その状態の高齢者が、50代の人と同じ量の糖尿病薬を同じ回数、律儀に飲んでいたら何が起こるでしょうか。

血中濃度が高い状態がずっと維持されてしまいます。身体に薬がたまっている状態のところに次の薬が入ってくれば、薬が効き過ぎてしまいます。一般に薬は、有効域を超えると、「毒性域」に入ります。毒性域に入ると、副作用が起こってきます。

その副作用の一つが薬剤性せん妄なのです。

薬剤性せん妄は、薬の血中濃度が上がるほど起こりやすくなるのです。

高齢者に対しては、1日3回と用法が示されているならば、たとえば2回に減らすなどの対処が必要です。それを行うのが医者の仕事です。

もちろん、それに取り組んでいる医者はいます。しかし、多くは「あぁ、血圧が高いね。薬を出しておきましょう」と言って、決められた用法用量で薬を処方しているのです。

薬は心身が「ＳＯＳ」を送ってくるときにだけ飲めばいい

健康長寿にもっとも重要な健康法は「自分の身体の声を聞く」ことです。「基準値」でも「医者の言葉」でもありません。ご自身の身体の声をいちばんに聞いてください。

薬の服用においても同じ。**何よりも大切なのは、「身体の声を聞く」こと**です。

私は、薬の服用そのものを否定しているのではありません。私自身、毎日飲んでいる薬があります。

たとえば、血圧のコントロールのために降圧剤を飲んでいます。私の場合、高いときには最高血圧が２２０㎜Ｈｇになります。さすがにここまで高いと心臓に与える負担が大きいので、降圧剤を服用することで１７０㎜Ｈｇにコントロールしています。

ただし、これ以上下げると、今度は頭がフラフラし、身体がだるくなります。つまり、私の場合、正常血圧まで下げると身体にあわないので、血圧のコントロールをゆるやかに行っています。

他にも、胃腸の調子が悪いときには胃腸薬を飲みます。頭痛がすれば鎮痛剤を飲む。便秘が続けば整腸剤を、咳が止まらなくなれば鎮咳剤を飲みます。

薬とは本来、身体と心が「ＳＯＳ」を送ってくるときにだけ、必要なぶんを飲むものです。それを飲むことで調子が上向くとわかっているときに飲む。これが正しい薬とのつきあい方だと私は考えています。

反対に、薬を飲むことで具合が悪くなるのであれば、あなたの身体にとって毒なのかもしれない。その場合、飲み続けて健康によい影響が現れるはずがありません。たとえ数値が安定したとしても、気力が湧かず、足元がフラフラし、運転もままならなくなるのだとしたら、数値を下げることにどんな意味があるのでしょうか。

「そうはいっても、薬をやめて、何かあったら困る」

そんなことを言う人もいます。しかし、高血圧や糖尿病などの慢性疾患の場合、

2～3日、薬を休んだところで、突然、心筋梗塞や脳卒中を起こす心配はありません。薬を休んだとき、体調が悪くなるならば、その薬は今のあなたに必要な薬なのでしょう。反対に、体調がよくなるならば、その薬は身体に害になっている可能性が高かったのです。

現在の**日本の医療は、高血圧や糖尿病などと診断されたら、「薬で数値を抑えるのが当たり前」という発想**です。ほとんどの医者は、その発想のもとで診療を行います。

しかし、それが本当によいかどうかは、実のところ、医者自身もわかっていません。日本人を対象とした大規模比較調査がされていないからです。わかっていないのに、各学会などが示すマニュアルどおりに薬を処方する。医師にとっては、そこしか治療のよりどころがないのです。これが実際のところなのです。

第3章

薬の数が増えれば、副作用も起こりやすくなる

日本の医者が薬をやたらに出す理由

なぜ、日本の医者は、一人の患者さんに何種類もの薬を処方するのでしょうか。

「薬を出せば、そのぶん、儲かるからだろう」と考える人がいるかもしれません。

しかし、そんなことはないのです。院外処方になっている現在、薬を多く処方したところで、医者自身が儲かることはありません。そうした仕組みになっています。

医者が薬をたくさん出す最大の理由は、ある時期から医学教育の専門分化が進んだことにあります。

たとえば、みなさんはお気づきでしょうか。現在、大学附属病院には「内科」という診療科がありません。呼吸器、内分泌、消化器、循環器などのように臓器別の診療科が並んでいます。要は、診療がタコツボ化しているのです。

一方、高齢の患者さんは、多くの人が疾患やつらい症状をいくつか抱えています。

そうなると、一人の患者さんがいくつもの診療科を渡り歩くことになります。

「先生、2～3日前から胃がシクシクと痛むんです」

「そうですか、胃薬を出しておきましょう」
「それと、頭が痛む日が多くて困っています」
「それでは、頭痛薬も出しますね」
「この頭痛って、脳梗塞とか、そういうことはないんですかね」
「ここは消化器内科だから、心配ならば、脳神経内科で詳しい検査を受けてみてください」

このようなやりとりが、日常的に行われています。「そんなものだ」と患者さんも思い込んでいるかもしれません。しかし、これこそが大問題なのです。

本来、**患者さんのことを考えるならば、一人の医者が患者さんの抱える多くの疾患や不調を総合的に判断し、優先順位をつけて薬を処方するべき**です。ところが、日本の医学教育には、そのような総合医を育てる教育システムがほぼありません。

ただ、大きな病院になると「総合診療科」を設けているところもあります。診断のついていない症状や健康上の問題に対応し、一人の患者さんを総合的に診ていくうえで重要な診療科です。

しかし実際には、それぞれの専門分科で対応しきれない患者さんの受け皿のようになっていて、医者が人生をかけて「やりたい」「おもしろい」と目指せる診療科とはなっていません。つまり、人を総合的に診る医者になりたがる人があまりいない、ということです。

一方、専門医は、他の領域に関して詳しい知識がありません。自分の専門ばかりを深く追究し、他の診療科の勉強はしないからです。

よって、患者さんは**いくつかの疾患を抱えると、それぞれの診療科を渡り歩くことになります**。各診療科では、それぞれの疾患や症状に対処するための薬が処方されます。しかも、一つの診療科で2〜3種類も出されることが珍しくありません。

こうなると、患者さんはあっという間に、いくつもの薬を毎日飲むはめになるのです。

多くの医者は臓器の専門家

日本の医者のほとんどは、自分が学んだ臓器の専門家です。

「あなたの病気には、この薬が必要です」

という医者の言葉の意味するところは、

「この臓器のこの病気を治療するには、この薬が必要です」

となります。人を診ているのではなく、臓器や病気を診ている。ただし、薬は服用すると全身に分布されます。**薬とは、必要とする臓器だけに届いて作用する、という都合のよいものではない**のです。

たとえば、私の身体は、糖尿病、高血圧、高脂血症、そして心不全という疾患を抱えています。そんな私が大病院に行けば、循環器内科では高血圧や心不全の薬が３～５種類、糖尿病内科で糖尿病の薬が３種類、内分泌代謝内科で高脂血症の薬が３種類出されるでしょう。

では、開業医であれば、患者さんをトータルで診てくれるのでしょうか。

開業医のほとんどは、もとは大学病院や大病院に勤めていた人たちです。そこで医者としての研鑽を積んできたわけで、大学病院や大病院では必ず自分の専門を選ぶことになります。つまり、特定の臓器ばかりを診ていた医師がほとんどです。特定の臓器の専門家であることに、開業医も変わりはないのです。

よって、開業後も自ら熱心に学んでいく医者でない限り、**専門外の疾患については医療マニュアルを頼る**ことになります。

マニュアルには標準治療や薬の用法が記されています。一つの疾患に対して推奨される薬は、通常2~3種類。患者さんが複数の疾患を抱えていれば、そのぶん服用する薬も多くなりやすいのは、開業医の診察を受けていても同じなのです。

その薬、誰のために飲んでいますか？

さらに、日本で患者さんに多くの薬を処方する背景には、大学病院の医局と製薬会社の深い関係もあります。

製薬会社は、「研究費」という名目で医局に多額の寄付をしています。

一方、医局は、製薬会社の意向に沿って薬を増やす研究や売れる薬の研究を行っています。製薬会社は、薬の処方量が増えればそのぶん儲かります。すると、医局にも研究費が多く入ってきます。ですから医局は、**薬をたくさん使う研究はしても、薬を減らす研究はしない**、というのが実態です。

しかも、医薬品を管掌する厚生労働省は、はっきりいってしまえば、製薬会社と医師会の味方です。そうでなければ、きちんとした大規模調査も行わないまま、血圧や血糖値の基準値をこれほどまでに下げるのを黙認するはずがないでしょう。

前述していますが、現在の高血圧の基準値は異常ともいえるほどの低さです。かっては、上が「年齢＋90以内」ならば正常とされていました。しかし、現在は年齢に関係なく、家庭血圧で１３５／85㎜Ｈg以上、診察室血圧で１４０／90㎜Ｈg以上で「異常」として薬を処方する対象にしてしまう。動脈硬化のある人が、こんな数字をまじめに守って薬を飲んでいたら、脳が酸素不足になってフラフラになってしまうリスクはとても高いと思います。

どうしてこんなに危険なことをするのか。基準値をどんどん下げていくことで、製薬会社は儲けることができるのです。医局は研究費と患者さんを増やせます。そして、医者は医局の教授に逆らうことができません。

厚労省と大学病院の医局、医者、製薬会社の間には、「医薬村」とでも呼ぶべき協力関係が現実に存在しているのです。

入試の面接試験をなくさない限り日本の医療界は変わらない

正直なところ、多くの医者は、薬をたくさん出したくて処方しているわけではないのでしょう。ただ、「検査の数値をすべて正常にしなければならない」というわけのわからない医学教育を守っているだけなのだと思います。

よくいえば完璧主義、悪くいえば従順で反骨精神がない。決められたルールのなかで、マニュアルに従っているだけの人たちなのです。

なぜ、そうした医者が多いのでしょうか。大もとには、現在の医学部の入試制度があると私は考えています。

現在、医学部の入試には、面接試験があります。面接試験は、「医者としての適性や資質を見極めるため」という名目で行われています。しかし実際のところは、医学部の教授に従順であるだろう人物を選んでいるようにしか思えません。**教授に反発するような気骨のある人間は、最初から入れない**。入学後、おとなしく教授に従い、上の人間の顔色を見ることが上手な学生ばかりを集めているに過ぎないのです。少なくとも全国すべての大学医学部で入試面接が採用されて以来、学生運動が起こった大学医学部はありません。

私が医者になれたのも、大学受験のときにまだ面接試験がなかったからです。今、受けていたら間違いなく落とされていたでしょう。

こうなると、医者のなかで突出する人がいなくなります。医学会の体制に反発する医者もいなくなれば、手術の達人や天才的な研究者も現れにくくなるでしょう。

ただ、開業した医者ならば、教授を頂点とするヒエラルキーから自由になって、現在の日本の医療を変えていく発信をもっと行ってもよいのではないか、と思います。実際、ふだんの臨床で医学常識と違う経験をしている開業医は少なくないでしょう。

しかし、ここでも入試の面接試験が足かせになりやすい実情があります。

医者は、自分の子を医者の道に進ませたがることが多いものです。子どもが面接で落とされては困ります。よって、現代の医療体制を批判し、教授たちににらまれるようなことはしたくないのです。

医学部入試の面接試験は、まさにブラックボックス化しています。現実に露骨な女子差別を、面接を通じて行っていたことが明らかになっています。今では医学部のキャンパスで車イスの人を見かけることはまずないので、身障者差別も行っているのでしょう。教授の都合であらゆることが動いていくのです。これを撤廃しない限り、日本の医療は変わっていきません。**「薬を使い過ぎるのは、患者さんのためにはならない」「製薬会社との癒着はなくすべきだ」「高齢者の暴走事故は薬害だ。」「副作用にもっと真剣に向きあうべきだ」**などという反逆する志を持った医者が出てこないからです。

そもそも、たかだか数十分の面接で、人の適性などわかるはずがないでしょう。それで将来の資質が見抜けるというならば、精神科医など必要なくなります。

どうしても面接試験が必要だというならば、せめて海外の大学のように教授を面接官にするのをやめるべきです。反対に、看護師や薬剤師などの医療スタッフ、患者さんなどを面接官にしたらよいと思います。そうした人たちのほうが医者としての適性をよほど見抜く力があるはずです。

薬の予防投与は日本の医療の独特な習慣

日本で薬が過剰に処方されている背景には、薬の予防投与があります。これは、欧米ではあまり見られない日本の医療の独特な習慣です。

予防投与とは、まだかかってもいない病気を防ぐために薬が出されることです。

たとえば、風邪を引いた患者さんに肺炎の予防のために抗生剤を出したり、手術後に感染をしていないのに抗生剤の点滴をするのが予防投与です。

降圧剤も現在では広い意味での予防薬です。降圧剤の目的は、高血圧によって動脈硬化が進行することを防ぎ、心筋梗塞や脳卒中を予防することにあります。血圧が高いと体調が悪いとか、すぐに脳の血管が破れるから処方するわけではないのです。

糖尿病も同じです。血糖値を下げる薬に体調がよくなる作用はありません。では、低血糖というリスクを抱えてまで、何のために血糖値を下げるのでしょうか。血糖値を下げることで血管の負担を軽減して動脈硬化を予防し、将来起こるかもしれない合併症を防ぐためです。

しかし前述したように、動脈硬化の最大のリスクファクターは加齢。高齢になれば、みんな動脈硬化になるのです。

そして、血圧や血糖値を薬で下げることで、本当に動脈硬化やそれによって生じる脳梗塞の発生、心筋梗塞の発症、死亡率などを減らしてくれるのならよいのですが、日本ではそれを証明する大規模比較調査が行われていないのです。

その薬を飲めば健康寿命が伸びるエビデンスは日本にはないのに、「エビデンスがない薬を、患者さんに飲ませ続けるなんておかしい！」と批判する私のような医者が極めて少ない。反対に、**患者さんに一生薬を飲ませ続けることで、莫大な利益をむさぼっている人たちがいる**。この構図が変わらない限り、薬の過剰投与はなくならないでしょう。

5種類以上の薬を併用すると副作用が起こりやすい

高齢者の薬の服用のあり方で、**多剤併用ほど危険**なことはありません。

多剤併用とは、その名のとおり、多くの薬を併用すること。「ポリファーマシー」ともいわれます。「Ｐｏｌｙ（多くの）」と「Pharmacy（調剤）」をくっつけた造語です。

厚生労働省は、

「『ポリファーマシー』は、単に服用する薬剤数が多いのみならず、それに関連して薬物有害事象のリスク増加、服薬過誤、服薬アドヒアランス低下などの問題につながる状態」

と定義しています。薬物有害事象とは、医薬品の服用後に生じた健康上のすべての問題を表します。ここには、薬との因果関係が明らかな副作用に加えて、不明な副作用も含まれます。**薬の種類が多くなれば、さらに副作用が現れやすくなります。**

また、服薬過誤とは、誤った方法で薬を飲んでしまうこと。服薬アドヒアランス

多剤併用は副作用や転倒が起こりやすい

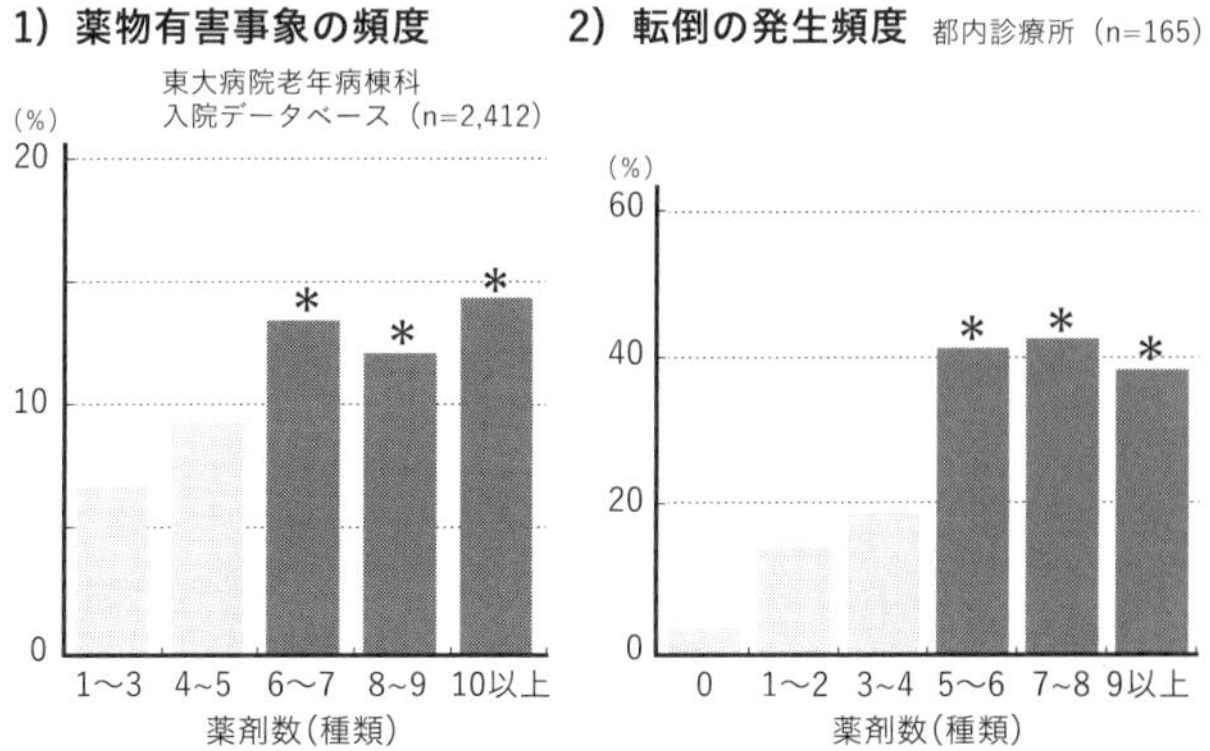

Kojima T. et al: Geriatr Gerontol Int 2012: 12: 761-2. より引用

Kojima T. et al: Geriatr Gerontol Int 2012: 12: 425-30. より引用

とは、患者さん自身が病気を受け入れ、医者の指示に従って薬を積極的に用いた治療を行うこと。ポリファーマシーは、その意志を低下させてしまうとしています。

厚労省が示すポリファーマシーの弊害の中で、もっとも重視すべきは薬物有害事象のリスクの増加。つまり、副作用についてです。

上に、東京大学老年病科の小島太郎医師らの調査研究の結果を掲載しました。

東大病院老年病科入院データベースによる調査では、**薬剤数が6種類以上にな**

ると、薬物有害事象の頻度が5種類までと比べて明らかに多くなるとされています。

さらに注目したいのは「転倒の発生頻度」です。5種類以上服用しているケースでは、それ以下より転倒の発生頻度が明らかに高くなり、40パーセントを超すのです。

転倒は、足がふらつく、意識がぼんやりする、注意力が散漫になるということで起こりやすくなります。

つまり、**薬を5種類以上飲むことで、頭がぼんやりする可能性が明らかに高くなる**ことが示唆されているのです。

薬の飲みかたで多剤併用ほど危険なことはない

日本で起こる高齢者の暴走事故は薬害の可能性があることを、ここまでお話ししてきました。運転において、薬の飲み方でもっとも危険と私が考えるのは多剤併用です。

高齢者がよく服用する薬には、運転禁止薬や運転注意薬が多くあります。それが複数になれば、そのぶん、危険性が増すのは当然です。

また、運転禁止薬や運転注意薬が含まれていなくても、5種類以上の薬を飲んでいる状態で運転することには、危険がともないます。意識がぼんやりして注意力が散漫になりやすいためです。

実は、この**「高齢者に多剤併用させる」という医療も、日本の独特の習慣**です。

そして、高齢者に多剤併用をほとんど行わない欧米では、高齢者による暴走事故が問題になっていないのです。**高齢者の暴走事故が騒がれているのも、免許の自主返納を促しているのも、日本だけ**です。

多剤併用の最大の問題点は、薬の相互作用が起こりやすいことです。

体内に、異なる薬が同時に入ってきた場合、一つ一つの薬では現れないような作用が生じることがあります。相互作用とは、作用が通常より強く現れたり、薬どうしで作用を打ち消しあったり、二つの薬の副作用が同時に出たりすることを指します。また、代謝が遅くなったり、早くなったりすることもあります。

こうした相互作用は、薬の種類が多くなるほど予測ができなくなります。たとえば2種類までならば、飲みあわせの悪い薬はある程度調べられています。しかし、飲みあわせの問題がない2種類の薬に、3種類目、4種類目の薬が新たに加わったとき、どんな相互作用が起こってくるかは予測ができないところがあります。そこまでの調査になると複雑になり過ぎて、調べきれないからです。実際、このような調査結果は海外にもありません。

危険性をきちんと調査していないのに、多剤併用を当たり前に行っているのが日本の医療です。そして、高齢者に多剤併用をほとんど行わない欧米では、車の暴走事故が起こっていない。この問題について、医療者も患者さんももっと真剣に考えなければいけないはずなのです。

多剤併用と非常に危険な「処方カスケード」

多剤併用は、「処方カスケード」を起こしやすくします。カスケードには、連続して起こっている状態という意味があります。

処方カスケードとは、服用している薬の副作用を別の病気と誤認して、新たな薬が連続して処方されていくことを指します。

たとえば、認知症の薬も処方カスケードが起こりやすい種類の一つです。一例を挙げてみましょう。認知症薬の中には、尿失禁という副作用を持つものがあります。ただ一方、尿失禁は加齢にともなう筋肉低下によって起こりやすい症状でもあります。尿失禁が認知症薬の副作用と気づかれなかった場合、尿失禁に対して抗コリン薬が処方されやすくなります。

抗コリン薬については後述しますが、この薬には高齢者に薬剤性せん妄を起こしやすい副作用があります。

本当は、認知症の薬が尿失禁の原因であり、尿失禁の薬が薬剤性せん妄を起こしているのに、認知症が急激に進行したと勘違いされ、さらに強い抗精神病薬が処方されてしまう可能性が高まるのです。

尿失禁は本人の自尊心を傷つけます。恥ずかしさから家にこもるようになり、孤独感を募らせることもあります。できるならば、改善してあげたいと医者も考えるでしょう。そのとき、

「認知症になると、尿失禁を起こしやすくなる」

と思い込んでいると、薬の処方を間違いやすくなります。

この場合、最初に処方された認知症薬の服用を中止すれば、尿失禁も治まります。けれども、気づかなければ、患者さんはわけもわからないまま多数の薬の副作用に苦しみ続け、健康を害し、ときに命を奪われることにもなってしまうのです。

こうしたことは、決して珍しくはありません。多剤併用が当たり前の日本の医療の現場では、日常的に起こっていると予測できます。

この処方カスケードは、同じ医者によっても起こります。薬について不勉強な医者ほど、処方カスケードを起こしやすくなります。

しかしそれ以上に**危険なのは、患者さんが薬の副作用を別の病気だと思い込み、違う診療科を受診してしまうこと**です。

別の医者が出した薬は、患者さんから伝えなければわかりません。すると、今ある症状を薬の副作用かもしれないと、医者は気づけなくなります。こうなると、処方カスケードがなおのこと起こりやすくなるうえ、発見されにくくなってしまうのです。もちろん気の利いた医者ならお薬手帳のチェックをしてくれるのですが、そういう医者が少ないのが現実です。

薬を減らしたら寝たきりの患者さんが歩き出した

もともと日本では「出来高制」が一般的でした。出来高制とは、患者さんごとに、診察、検査、治療、処置、手術、薬代、入院コストなど、一つ一つの診療行為に対して費用を合計し、請求する方法です。

患者さんの重症度に応じて、必要な診療を十分に行う。一見、大切なことのように思えます。ところが、診療行為を行えば行うほど、医療機関は収入を増やすことができる、という面があります。

患者さんが少しでも元気がなかったら点滴を行い、検査数値が異常ならば薬も増やしていく。これが過剰診療につながなり、医療費を増大させていったという過去が日本にはあります。過剰診療とは、医学的な必要性あるいは合理性が認められないのに行われる診療のことを指します。

一方、出来高制に対して、「定額制」があります。急性期、慢性期の入院において、1回当たり、あるいは1日当たりの入院に対して、費用が包括的に定められるという支払い方式です。簡単にいえば、同一の病気であれば、どんなに高度な検査をし、薬を出しても、診療報酬が一定になる、という制度です。

日本では２００３年から大病院を中心に、入院患者さんに対して、定額制を主としながら、一部の専門的な技術に対しては出来高性が採用される「包括医療費支払い制度」を導入する病院が増えました。

これによって、多くの病院で、入院患者さんに処方する薬の量が減りました。出せば出すほど、医療機関の負担が大きくなるからです。

当然、入院中の高齢者に対する過剰診療も抑えられるようになりました。これによって何が起こったでしょうか。

包括医療費支払い制度の導入前に、本当の意味での定額制が採用されたことがありました。その際に、ある有名な老人病院の院長が講演会でこんなふうに語っていました。

「以前は、入院中の患者さんに薬を出し過ぎで、今は出さな過ぎと批判する声が聞こえてきます。実際、当院での薬の処方量は、３分の１に減りました。すると、寝たきりになっていた高齢の患者さんが歩き出したのです」

必要のない治療が、患者さんを寝たきりにしていたという事実。そして、過剰診療をやめたら、なんと寝たきりの高齢者が歩き出したという事実。いかに、無駄な医療が患者さんを苦しめているのかを示す一例です。

実際、**10種類も15種類も飲んでいた高齢の患者さんが、薬を見直し、服用する種類を減らしたら、「認知症が治ってしまった」という声**も聞きます。この場合、もともと認知症は発症していなかったのです。しかし、薬の副作用によって認知症のような症状が出てきてしまっていた。ところが薬を減らしたことで、認知症のような症状が消えた、という話なのです。

多剤併用の危険性を知りながら「薬を減らすマニュアル」がない謎

現在のところ、薬の量や種類を減らす方向にあるのは、入院中の患者さんだけです。通院中の患者さんは、前述したように、一つ疾患が増えるごとに、薬の種類も

2～3種類単位で増えていくことが起こっています。結果、10種類も15種類も薬を飲んでいるという患者さんが大勢います。

しかし、そうした**多剤併用は患者さんの健康寿命を縮めます**。高齢者が健康長寿をのばしていくには、服用する種類を減らしていかなければならないことを、日本老年医学会も十分にわかっているのです。

現に、日本老年医学会の前理事長だった秋下雅弘医師は、誰よりもそのことを知っている人物です。東京大学大学院医学系研究科教授であり、老年医学を専門とする秋下医師は2014年に『薬は5種類まで　中高年の賢い薬の飲み方』（PHP新書）という多剤併用の危険性を問う、素晴らしい本を出版しているのです。

それなのに彼が研究代表者を務める日本老年医学会による『高齢者の安全な薬物療法ガイドライン2015』では、高齢者に胃腸障害の副作用が多いことで知られる骨《こつ》粗《そ》鬆症《しょうしょう》の薬は一つとして、「とくに慎重な投与を要する薬物リスト」にも、「開始を考慮する薬物リスト」にも入っていません。

他の科の薬は何種類もリストされているのに、なぜこんなことが起こるのでしょうか。ここに日本の多剤併用のメカニズムが見てとれます。

骨粗鬆症の権威とされている医師が前の前の東大老人科の教授だったので、忖度したとしか思えません。これではポリファーマシーは減りようがないでしょう。


日本老年医学会の存在意義とは、高齢者が健康的に暮らしていく医療を提供することにあるはずです。ところが、高齢者が服用する薬を減らす対策が急務であるとわかっていながら、ポリファーマシーのリスクは伝えても、実力者のすすめる薬は全部安全だと平気で言って回っているのです。

老年医学会がこの体たらくなのですから、日本の30万人を超す医者たちは、自分の専門外の治療は、学会が示すマニュアルに従って行っています。偉い医者の言うことは何でも正しいのですから、「5種類以上の服用は高齢者にとってリスクが大きい」と言うならば、薬を減らすための研究とマニュアルづくりをなぜ急いで進めないのか。それをやってこそ、日本老年医学会の存在意義を示せると私は思っています。

今の医療は高齢者のことを考えていない

現代の日本の医療が、いかに高齢者に不向きなことを当たり前に行っているか、おわかりいただけたでしょうか。

日本の医者の多くは、若い人の身体と同じように高齢者の身体を診ています。しかし、若い人と高齢者では、身体が明らかに違います。私がかねてから問題にしている臓器別診療も、若い人を診るうえではよい方法かもしれません。若い人の場合、がんや盲腸、肺炎など病気そのものを治療していけば、完治する可能性が高くなります。

けれども、高齢者に対する臓器別診療は問題が大き過ぎます。

臓器別診療が日本で始まったのは１９７０年代。このころ、高齢化率は人口の７パーセントくらいでした。高齢者がまだ少なかったのです。

しかし現在、高齢化率は約29パーセント。約3人に1人が高齢者です。そして、外来診療のだいたい6割は高齢者と推計できます。これに対して、若い人は医療機関を受診する数が少ない。そうだというのに、日本の医療はいまだに臓器別診療を続けているのです。

日本では、患者のマジョリティは高齢者です。この時代に臓器別診療の発想を引きずって、すべての検査結果を基準値まで下げさせようとする。この発想そのものが、高齢者を専門に診てきた私からすると、どうかしています。

こうした医療体制の社会の中で、私たちは生きているのです。

それによって高齢者の大半が、多くの種類の薬を「健康のために」と飲み続けてしまっています。ここを社会問題にしていかない限り、高齢化率が上がるとともに、不健康な人も増えていきます。しかも、高齢者の暴走事故が発生するリスクも高まっていくでしょう。

しかし、こう表現することもできます。**「1人で10種類も15種類もの薬を飲んでいるのはおかしい」「高齢者の暴走事故は薬害の可能性が高い」という問題意識が社会に広がれば、医療界も変わらざるを得なくなります。**そうなってこそ、高齢者の暴走事故を防いでいくことができるのでしょう。

運転免許を返納する前に薬の見直しを

今、高齢の親に免許返納を促すべきか、悩んでいる人は大勢いると思います。

高齢者に免許返納を求めるならば、その前にやらなければいけないことがあります。

「お父さん、事故を起こしてからでは遅いのだから、運転はもうやめて」

というより先に、**高齢の親がどんな薬を何種類飲んでいるのか調べる**ことです。

あるいは、

「事故を起こすと家族に迷惑をかけてしまう」

そんな思いで免許返納を考えている高齢者も多いでしょう。それによって行きたい場所に行く自由を失い、生きがいを失うくらいならば、さらにそれによって要介護高齢者になってしまうのならば、まずは薬を見直すことです。

薬を見直すことで、高齢者が事故を起こすリスクを確実に減らすことができるのです。

とはいえ、「薬を見直しましょう」といわれても、いったいどうしたらよいのかわからない、と思いますよね。

本来、**主治医は薬の優先順位を決定しなければいけません**。患者さんが10種類の薬を飲んでいるならば、1から10番までの優先順位を決め、必要性の低いものから中止して5種類まで（事故を考えるなら4種類まで）に減らしていくのも、医者の重要な仕事です。

しかし、通院する診療科がいくつもある場合、どの医師に相談してよいかわからないこともあるでしょう。

そうした場合、私がもっともよい方法だと考えるのは、**薬剤師に相談する**ことです。

「今日出された薬の他に、この薬とこの薬を飲んでいます。飲みあわせに問題がありませんか？」

「服用する薬の数が多過ぎるので、減らすことはできませんか」

薬剤師は薬の専門家であり、知識もあります。その知識量は医者以上のはずです。お薬手帳を提示すれば、飲みあわせの問題なども見てくれるはずです。問題があれば、医者に連絡を入れて変更の必要性を伝えてくれるでしょう。

こうした点において、医者より薬剤師のほうが頼りになるのではないか、と私は思います。

ただし、こちらから情報提供しなければ、薬剤師は医師の指示どおりに薬を出してきます。それが彼らの仕事だからです。相談するときには、今、**どの薬をどのくらい飲んでいるのか、薬剤師が正確に把握できるようお薬手帳などの情報を示すこと**です。

抗コリン薬は薬剤性せん妄を起こしやすい

薬を見直してもらうときのポイントは、服用中の薬に優先順位をつけてもらったら、**効果のない薬はやめ、せん妄を起こしやすい薬はかえてもらう**ことです。

とくに抗コリン薬には注意が必要です。

せん妄が起こる原因の一つは、脳内の神経伝達物質のアンバランスの可能性が高いことは前述しました。その神経伝達物質の一つにアセチルコリンがあります。アセチルコリンは、注意、意識、思考、学習、睡眠、記憶など多くの精神的な働きをつかさどる神経伝達物質です。また、副交感神経や運動神経の信号を伝達する働きも担っています。副交感神経とは、心身に休息と回復をもたらす神経です。これは、活動時や緊急時に活性化する交感神経と拮抗して働いています。副交感神経と交感神経は、まとめて自律神経と呼ばれています。

抗コリン作用を持つ代表的な薬剤

強い抗コリン作用を持つ薬剤	
抗コリン薬	アトロピン、ベラドンナ総アルカロイド、オキシブチニン、スコポラミン、トルテロジン、トリヘキシフェニジル、フラボキサート、イプラトロピウム
第一世代抗ヒスタミン薬	シプロヘプタジン、ヒドロキシジン、メクリジン、プロメタジン、クレマスチン、ジメンヒドリナート
三環系抗うつ薬	アミトリプチリン、クロミプラミン、イミプラミン、ノルトリプチリン、トリミプラミン
定型抗精神病薬	クロルプロマジン、フルフェナジン、レボメプロマジン
非定型抗精神病薬	クロザピン
筋弛緩薬	チザニジン
弱い抗コリン作用を持つ薬剤	
第一世代抗ヒスタミン薬	アリメマジン
第二世代抗ヒスタミン薬	セチリジン、フェキソフェナジン、ロラタジン
ヒスタミンH2受容体拮抗薬	シメチジン、ラニチジン
三環系抗うつ薬	ドスレピン
選択的セロトニン再取り込み阻害薬(SSRI)	フルボキサミン、パロキセチン
セロトニン遮断再取り込み阻害薬(SARI)	トラゾドン
ノルアドレナリン作動性・特異的セロトニン作動性抗うつ薬(NaSSA)	ミルタザピン
定型抗精神病薬	ハロペリドール、ピモジド、プロクロルペラジン
非定型抗精神病薬	オランザピン、クエチアピン、リスペリドン
ドパミン受容体拮抗薬	ドンペリドン
気分安定薬	リチウム
抗てんかん薬	カルバマゼピン
ベンゾジアゼピン系薬剤	クロルジアゼポキシド、クロナゼパム、ジアゼパム、トリアゾラム
GABA受容体作動薬	バクロフェン
抗パーキンソン病薬	アマンタジン、ブロモクリプチン、エンタカポン
オピオイド	フェンタニル、オキシコドン、コデイン、メサドン、モルヒネ、トラマドール
抗不整脈薬	ジソピラミド
止瀉薬	ロペラミド

※出典「重篤副作用疾患別対応マニュアル　薬剤性せん妄」（令和3年3月　厚生労働省）

薬剤性せん妄は、脳内のアセチルコリン作動性神経の活動が低下すると起こりやすくなります。ちなみにアセチルコリン作動性神経とは、アセチルコリンを伝達物質にしている神経のことです。

抗コリン薬を服用すると、脳内のアセチルコリンの合成が妨げられます。それによって、せん妄が起こりやすくなります。アセチルコリンの働きが阻害され、注意力や意識、思考力の低下が起こり、寝とぼけたような状態に陥ってしまうのです。しかも、副交感神経の働きが抑えられてしまうので、拮抗して働く交感神経が過剰に働き、イライラしたり怒りっぽくなったりします。

抗コリン作用を持つ薬はたくさんあります。代表的なものを153ページの表にまとめました。薬剤性せん妄を防ぐためには、原因となっている薬剤を中止、あるいは減量することが求められます。また、**多剤併用している場合には、できる限り抗コリン薬を中止することが必要**です。

高齢者に起こりやすい「3つのD」

抗コリン薬は、アセチルコリン作動性神経の活動を低下させる一方、ドーパミン作動性神経を亢進させます。亢進とは、病勢などが高い度合いまで進むことです。

ドーパミンは、快楽ホルモンとも呼ばれるように、快楽や幸福を感じているときに脳内で分泌されている神経伝達物質です。恋愛中や楽しいことをしているとき、成功したとき、褒められたときなどに分泌されます。

抗コリン薬を服用すると、脳内のアセチルコリンの合成が妨げられます。すると、抑制系のＧＡＢＡというホルモンの働きも抑えられてしまいます。ＧＡＢＡには、脳の興奮を鎮めて、緊張やストレスを和らげる働きがあります。

一方で、ドーパミンの量は変わりません。それによって、脳内の神経伝達物質のアンバランスが生じます。相対的にドーパミンが増えた状態になってしまうのです。

ドーパミンは興奮性の神経伝達物質です。よって、ドーパミン作動性神経の働きが亢進すると、人は興奮状態になり、攻撃的になったり、さらにかなりの頻度で幻覚や妄想が現れたりするのです。幻覚状態で運転していると、重大な事故が起こりかねないのは言うまでもありません。

なお、ドーパミン作動性神経が亢進することで起こる薬剤性せん妄は、抗パーキンソン病薬や精神刺激薬などによっても生じます。

また、プロカインペニシリン、スルホンアミド系、フルオロキノロン系、マクロライド系などの抗菌薬（抗生物質とも）もドーパミン神経系のせん妄の原因になります。これらは細菌性の感染症やその予防薬として使用されています。

他にも、薬剤性せん妄を起こしやすい薬は数多くあります。

せん妄は、世界の老年医学においては重視されている症状です。アメリカの老年医学の有名な教科書では、最初のほうで大きく扱われています。それほど発生頻度が高く、医者が熟知しておかなければならない症状なのです。

ところが、日本では軽視されがちです。だからといって、日本の医者たちがせん妄について知らないわけではないのです。特に外科系の医者はよく経験するものです。

私たち高齢者を専門とする医者は、**「高齢者の３つのＤ」**と覚えさせられています。３つのＤとは、**うつ（Depression）、せん妄（Delirium）、認知症（Dementia）**の頭文字をとったものです。これらは、高齢者によく見られる症状ですが、その症状が似ていることも多いので、注意深く観察することが求められています。

みなさんは、うつ病や認知症のことはご存じでしょう。せん妄は、それらと同じくらい、医療現場でありふれた症状なのです。

そうだというのに、日本の医療は、せん妄を引き起こしやすい多剤併用を行いながら、高齢者の暴走事故が起こっても「これはせん妄が原因ではないのか」と想像したり、指摘したりさえしないというのが現状です。

風邪を引いている間はハンドルを握らない

服用する人が多く、高齢者が薬剤性せん妄を起こしやすい薬に、風邪薬がありま
す。現在は、処方薬だけでなく、市販の風邪薬を利用する人も多くなっています。
昔から風邪薬は眠気をもよおすので服用中は運転してはいけない、といわれてい
ました。ただ、高齢者の場合、風邪だけでもせん妄が起こりやすくなります。発熱
や痛み、脱水はせん妄の発症の原因になります。そのうえ薬まで飲めば、せん妄の
発症リスクをさらに高めてしまうでしょう。**風邪を引いたときには、治るまで運転
は控えたほうが無難**です。

なお、風邪薬（総合感冒薬）の他にも、鎮咳剤や下痢止めなどの胃腸薬、解熱鎮
痛薬など、風邪で処方される薬には、運転注意薬が多くみられます。服用に際して
はよく確認してください。

アレルギー性鼻炎や花粉症などで使われる抗ヒスタミン薬にも、薬剤性せん妄を

起こしやすい薬があります。抗ヒスタミン薬には、現在、第一世代と第二世代があります。第一世代の薬は、眠気や口の渇き、便秘、排尿困難などの副作用が見られます。これらは抗コリン作用によって起こる副作用です。

これに対して第二世代の薬は、抗コリン作用が減弱され、眠気も弱くなっています。たとえば、最近多く使われているアレグラは眠くなりにくく、運転注意薬にも指定されていません。

車の運転が必要な人にとって、花粉症シーズンの数か月間、運転を控えることは難しいでしょう。医者には運転することを伝え、運転が可能な薬を処方してもらいましょう。また、**現在服用中の他の薬との飲みあわせを薬剤師に確認することも大切**です。

なお、**副作用の少ない薬でも多剤併用すると危険な薬になりかねない**ことは、肝に銘じおいてほしいことです。

睡眠導入剤を飲んだ翌朝は覚醒度の自己チェックを

睡眠導入剤も、高齢者の場合は車の運転に注意を要する薬です。

ちなみに、精神安定剤と睡眠導入剤は、ほとんど似たような作用の薬です。睡眠導入剤は、精神安定剤の中で眠気が強く出て、半減期が比較的短い精神安定剤の総称ともいえるでしょう。

現在、寝つきの悪い人に向けて、超短時間作用型の睡眠導入剤が使用されることが多くなっています。たとえば、ゾルピデムという睡眠導入剤の半減期は2時間、トリアゾラムの半減期は2・9時間です。

若い人であれば、半減期が2時間程度の薬なら、起床するころには薬の作用は失われています。よって、車の運転には何の問題もありません。

ですが、高齢になるとそうはいかなくなります。**半減期が長くなるため、起床後も薬が身体や脳に残っている**ことが多くなります。

実際、**睡眠導入剤も運転禁止薬**に含まれています。ただし、翌朝に薬が残っていなければ、運転に問題はないというのが通常の考えです。

では、誰がそのチェックをするのでしょう。

たとえばアルコールならば、二日酔いで運転している人がいないか、商用車の場合はアルコールチェックが義務付けられました。二日酔いで頭がボーッとすることも意識障害の一種です。

ですが、睡眠導入剤に対しては、何のチェックシステムもありません。「昔の睡眠薬より弱い薬と聞いているので」と安心して日常的に服用していたら、起床後にも薬の作用が残っていたということが、高齢者には起こりやすいのです。眠気以外にもふらついて転倒、骨折することも珍しくありません。

睡眠は、脳や心身の健康、自然治癒力、免疫力などに大切な役割を果たしています。十分な睡眠を得られないならば、睡眠導入剤を利用するのが悪いこととは言いません。

ただし高齢者の場合、服用した翌朝、頭がはっきり覚醒しているか、自分でチェックすることは必要です。また、高齢者の場合、寝つきの悪いタイプの不眠より、眠りの浅いタイプの不眠が多いので、睡眠導入剤が効かないことが多いのです。

そういう意味で、精神安定剤系の睡眠導入剤は使われなくなっている傾向があります。それでも服用している人はできることならば、午前中は運転をしないほうが無難でしょう。

どうしても運転をする必要があるときには、「軽い意識障害を起こす可能性がある」と自ら念頭に置いてハンドルを握ることです。こうしたことがわかっていると、頭がボーッとするという感覚を軽く見たりせず、わが身を守るための対策を立てやすくなります。

有名人が自殺すると交通事故も増える

もう一つ、高齢者に多いうつ病の治療薬についてお話しします。

65歳を過ぎると、うつ病になる人が増えます。若い人のうつ病と区別して、「老人性うつ」と呼ばれるほど多くなります。では、どのくらい増えるのでしょうか。

65歳以下の人の場合、うつ病になる割合は約３パーセント。それが65歳以上になると５パーセントに増えるというのが諸外国での統計で示されています。**65歳を過ぎると20人に１人がうつ病になる**、という計算です。

ただ、私が患者さんと接しているなかでは、**一時的に気分が落ち込む「抑うつ状態」の人も含めれば、65歳以上の15パーセントほどが老人性うつ、もしくは抑うつ状態**ではないかと感じます。それほど、高齢者のうつ病は多いのです。

自殺願望も強く、実際に自らを死に追いやってしまう人も少なくありません。その状態で人生の終盤を生きるのは、非常に苦しいことです。

うつ病で自殺願望がある人は、運転が荒くなることも知られています。

また、有名人の自殺が報道されると、自殺者が増えることはよくいわれることですが、実は交通事故死が増えるというのも、精神科医のなかでは比較的知られた話です。

もちろん、老人性うつの状態にあるすべての人が事故を起こすわけではありません。ただし、不安が強い状態では、気力や集中力が落ちています。運転中に不安にかられて、ふと別のことを考え始めてしまうこともあるでしょう。そういう意味で、**老人性うつの状態でハンドルを握るのは危険**だといえます。

うつ病で処方される薬も、多くが運転禁止薬に指定されています。長く飲み続ける必要のある薬も多く、服用中は運転ができなくなります。

しかも、精神安定剤や抗不安剤などの薬のほとんどは、高齢になるほど半減期が伸びます。とくに「ベンゾジアゼピン系」と呼ばれる薬は、半減期が長くなりがちです。

たとえば、代表的な安定剤とされるジアゼパムは、20歳ならば半減期が20時間ほどです。ところが、70歳になると70時間にも伸びるのです。

「今日は薬を飲んでいないから大丈夫」と思ってハンドルを握ったとしても、前日に薬を飲んでいたら、運転中に頭がボーッとしてくる危険性がある、ということです。

生活の質を保てる薬を選んでもらおう

精神安定剤や抗不安剤などの服用期間は、運転をしないという判断が必要です。運転禁止薬を服用中に事故を起こせば、それが運転禁止薬だったと知っていようといまいと、危険運転致死傷罪として厳罰が適用されることにもなり得ます。

一方で、精神障害とてんかんの人は、薬で症状が安定しているのならば、運転してよいことにもなっています。

いずれにせよ、都会ならばまだしも、田舎では、運転しなければ病院にも行けない、ということがあるでしょう。体内に薬が完全にない状態で運転するのが望ましいのですが、逆に薬を飲んでいないことでパニックを起こし、かえって危ないこともあります。

こうした場合は、どうしたらよいのでしょうか。

かかりつけ医によく相談し、薬をかえてもらうなどの対応が何よりも重要です。たとえば、抗うつ剤の「ＳＳＲＩ（選択的セロトニン再取り込み阻害剤）」や「ＳＮＲＩ（セロトニン・ノルアドレナリン再取り込み阻害剤）」は、老人性うつに比較的よく効く薬です。若い人には副作用が強く現れることがあるのですが、高齢者の場合、服用を始めると不安感情に振り回されにくくなります。人生を明るく前向きに捉えられるようになる人が少なくありません。

これらの薬は、運転禁止薬ではなく、運転注意薬です。運転禁止薬よりは、眠気や集中力の低下、ふらつき感が起こりにくいといえます。薬についてよく知っている医者ならば、患者さんのＱＯＬ（生活の質）が保たれるよう対応してくれるはずです。

ただ、運転注意薬とはいえ、運転に注意が必要であることに変わりはありません。ハンドルを握るときには、**「眠気はないか」「頭はボーッとしていないか」「ふらつき感はないか」と自己チェックする**ことは欠かさないでください。

副作用で事故を起こせば自己責任になってしまう

うつ病、躁うつ病、統合失調症、てんかん、重度の眠気が現れる睡眠障害などについては長年運転が規制されてきました。

しかし、これらの精神疾患は、症状がコントロールされているなら、運転は有効であるということが、道路交通法にも明記されています。厚生労働省も「抗精神病薬で症状が抑えられている人は運転を認める」としています。

ところが、**症状をコントロールするために必要な薬は、ほとんどが運転禁止薬に**指定されているのです。

症状をコントロールできていれば運転は可能だが、そのためには薬が必要となる。その薬を飲んでハンドルを握り、万が一、死亡事故を起こせば、危険運転致死傷罪に問われてしまうのです。

結局は、「自己責任」となる。国が決めた制度の矛盾に振り回されるのは、いつだって国民です。

だらこそ、**車を運転する人は、わが身を守るためにも、医者とよく相談して、薬を見直してもらうこと**です。運転禁止薬ほど作用の強い薬ではなく、せめて運転注意薬のレベルにしてもらう。あるいは、眠気を自覚するなどの副作用を感じるならば、薬の量などを調節してもらうというのが現実的な対応です。


一方、精神障害レベルでない神経症や不安障害などは、運転に規制がまったくありません。ですが、治療に使われる精神安定薬や抗不安薬と呼ばれる薬は、ほとんどが運転禁止薬になっています。発病によって運転できなくなることはありませんが、薬を飲むと運転に規制がかかってくるわけです。

こうした場合も、「服用する薬を最小限にする」「運転するときには薬を飲まない」「多剤併用をなるべくしない」という対応が望ましいといえるでしょう。

ところが、薬を飲まないと、運転中にパニックを起こしてかえって危ないこともある。事故を起こせば自己責任になるというのに、自己判断で薬をやめることすら難しいのが実際のところなのです。

第4章

薬を最小限にするための医療の受けかた&暮らしかた

ヤブ医者とは「薬を必要以上に出す医者」のこと

日本人はまじめな人が多く、医者にすすめられるままに薬を服用する人がほとんどです。とりわけ高齢の方々は、薬に対する信仰じみた信頼を持たれてはいないでしょうか。薬害交通事故からご自身を守るためには、**「薬を出してくれる医者ほど、きちんと診てくれる医者だ」という意識を患者さん自身も改める**ことが重要です。

「体調が悪くて行ったのに、あの医者は薬を一つも出さない。ヤブ医者だ」なんていう声を聞くこともあります。患者さんのことを思って最低限の処方をしたのに、ヤブ医者だと悪評を立てられてしまうことが、実際のところよくあるのです。

これは、どうかやめていただきたい。「患者さん思いの医者」を結果的に減らすことになります。医者も人間ですし、開業医は医院の経営者でもあります。患者さんに多く来てもらうには、どうするとベストかと常に考えています。

「風邪の患者さんに薬をたくさん出すと信頼を得やすく、かかりつけ医にしてくれる」

という医者の声を実際に聞くこともあります。「薬を出してもらえると安心」という患者さんが大多数を占めている限り、こうした医者も増え続けるのです。

必要な薬は処方するけれども、不必要な薬は出さないという医者を日本中に増やしていくには、患者さん自身が薬に対する考え方を改めることが求められています。

「薬にならないのに毒だけある」という薬もある

薬とはもともと「毒」からスタートしています。たとえば、漢方薬に「附子《ぶし》」があります。鎮痛や強心などの効能のある薬です。この附子は、猛毒のあるトリカブトという植物からつくられています。「毒をもって毒を制す」という言葉がありますが、「毒の作用によって病気を抑えていく」というように、薬は本質的に二面性を抱えています。

現代医療において主流になっている化学系薬品にも、効能があれば副作用もあります。しかも、一般に**よく効く薬ほど副作用が大きい**傾向があります。悩ましいことですが、これが薬の本質なのです。

ただ、きちんと効能があるならば、まだよいでしょう。実際には、効能が疑問視されている薬が数多く存在しています。「毒にも薬にもならない」というならまだしも、「薬にならないのに毒だけある」という薬があるのです。

たとえば、みなさんはがんになったら抗がん剤治療を必ず受けなければいけない、と思い込んでいませんか？

以前、中日新聞が医者と患者に行ったアンケートがあります。「最後までがんと闘いますか？」という質問に対し、「最後まで闘う」と答えた患者は90パーセントだったのに対し、医者は18パーセントでした。「どういう死に方をしたいですか」という質問には、「とにかく治療をやりきったと思って死にたい」と95パーセントの患者が答えましたが、医者は51パーセントという結果でした。

医者の大半は、自分では受けたくない抗がん剤治療を患者に行っている、ということがこのアンケートには表れています。

では、苦しいばかりの抗がん剤を、なぜ医者はあんなに大量に使用するのでしょうか。抗がん剤を使うことが、がん治療のガイドラインになっているからです。

こうしたことは、がん治療に限ったことではありません。

実際、ほとんどの医者は、自分ではあまり薬を服用したがりません。**薬には程度の差はあれ、何らかの副作用がある**ことをいちばんよく知っているのが医者なのです。

65歳を過ぎたら健康診断はもう受けない

65歳を過ぎて定年退職をしたら、健康診断はもう受けなくてよいというのが私の考えです。会社勤めの間は、健康診断を受ける義務があるため、「受けたくありません」と断るのが難しいでしょう。しかし、会社員を辞めたら、その義務もなくなります。

ではなぜ、健康診断は必要ないといえるのでしょうか。高齢期に入ると、老化現象としてさまざまな病変が起こってくるのですから、早期発見・早期治療には、健康診断が必要と思われるのではないでしょうか。

実は、早期発見・早期治療こそが、高齢者にとって多剤併用のきっかけになりやすいのです。早期発見したがために、基準値に下げるための薬の服用が始まります。

そもそも、強制的に受けさせられる健康診断は欧米では見られないものです。**健康診断が健康長寿にたいした影響を与えない**ことは、調査の結果、報告されていますす。医者や厚労省は「健康を守るために健康診断が大切」といいますが、欧米では「健康診断は必要ない」とされているのです。

一方、今ある不調の原因を見つけるための検査は、健康長寿には大切といえるでしょう。また、**健康をとり戻せる治療法がある検査は、受ける価値が高い**と私は考えています。

私も健康診断は受けていませんが、心臓ドックは定期的に受けています。高血圧、糖尿病、脂質異常症という３つの持病がある私は、動脈硬化が進んでいると予測できるからです。

動脈硬化は心筋梗塞とつながりやすくなるのは事実です。心臓ドックでは、ＣＴ（コンピュータ断層撮影）などの画像診断で冠動脈の状態を調べます。冠動脈とは、心臓をとり巻く血管のこと。動脈硬化によって冠動脈に狭い箇所ができ、そこに血栓がつまると心筋梗塞が起こります。よって、その狭くなっている部分を見つけることができれば、血管を広げるための処置を行うことで、心筋梗塞を起こすリスクを軽減できます。

そこで私は心臓ドックを定期的に受け、血管の狭窄が起こっていないか調べることにしています。ただし、このカテーテル術に関しても、うまい医者と下手な医者がいるため、心臓ドックでは死亡率を下げるエビデンスはないとされています。つまり、カテーテルのうまい医者とセットにしないといけないのです。

予期できない突然死を防ぐという意味では、**脳ドックも有効**です。高齢になると、脳動脈瘤を持っている人が一定の割合でいます。脳動脈瘤とは、脳の血管壁の一部が膨らんでもろくなること。これが破裂すると、くも膜下出血を起こし、命を落とす可能性が高くなります。

この脳動脈瘤は、脳ドックで見つけることができます。現在は、脳動脈瘤の破裂を防ぐ処置を開頭しなくてもできるようになっています。これは、心臓のカテーテル術以上にうまい医者と下手な医者の差が大きいとされており、このことにも要注意です。

ただし、高齢者の脳では、萎縮や微小脳梗塞も起こっています。こちらは発見できても、治す方法がありません。検査を受ける際には、がっかりしないよう心づもりをしておくことも大切です。

70歳を過ぎたらがん検診は受けない

早期発見すれば、回復の見込みが高いとされている病気にがんがあります。ですが、70歳を過ぎたら、私はがん検診も受けないほうがよいと考えています。

がんは、細胞分裂のコピーミスによって起こってくる病気と考えられています。日本人の二人に一人ががんになるといわれていますが、**85歳を過ぎれば誰もが体内に一つか二つのがんを持っている**ものです。このことも、私は浴風会病院で年間100例もの解剖結果を目にして学ぶことができました。

がんが発見されれば、そのあとには、手術とつらい抗がん剤治療が待っています。これらの治療を体力の落ちてきた高齢者が耐え抜くのは大変で、治療の害で亡くなっていく人も相当数います。治療が寿命を縮めてしまうことが実際に多いのです。

しかし、自分ががんであることを知らなければ、がんと共存していけます。実際、浴風会病院の解剖結果では、85歳を過ぎるとすべての人の体のなかにがんがあるにもかかわらず、死因が、がんの人は3分の1で、残りの3分の2の人は別の原因で亡くなっているのです。

高齢者の場合、がんの進行がゆるやかになるため、放っておいても大丈夫なケースは意外と多くあります。いくつも**がんを抱えながら、QOL（生活の質）を損なわずに暮らしている人も珍しくありません**。

それでも、やはりがんは心配だから検診を受けておこう、という人は多いでしょう。その場合、検査を受ける前に、がんが発見されたときにどうするかを考えておくことが大切です。

病院のベッドに寝たきりになっても1分1秒でも長く生きるために治療をがんばるのか。それとも、残りの人生、がんと共存しながら日常を楽しんで過ごす方法を探していくのか。ある程度の方針を決めてから受診することによって、手術や抗がん剤治療など、ベルトコンベア式に治療を始められてしまうことを防げます。

高齢になると、健康に気を遣うあまりに、こまめにさまざまな検査を受ける人が多くなります。検査の数は不安の数です。「健康に生きていきたい」という生の欲望の表れともいえるでしょう。しかし、不安にかられたまま検査を受けてしまうと、何かの病気や異常な数値が見つかった場合、医者にいわれるまま治療に進んでいってしまいます。ですから検査は、

「残りの人生をどんなふうに生き、どんな死に方が理想なのか」

と向きあったうえで受けることが重要です。

そのうえで、自分が必要と思う検査を受けていきましょう。そうすれば、検査で何かの病気が見つかったとしても、自らの死生観から必要な治療を、医者と相談しながら選んでいくことができます。

高齢期に入ったら糖質、脂質、塩分を節制しない

薬の使用を最低限にしていくには、毎日の食事も重要です。食事は、高齢の方が

暴走事故を防ぐためにも大切になってきます。

ただし、「食事制限をしましょう」というつもりはまったくありません。むしろ、反対です。「おいしい」と思うものを、しっかり食べましょう。高齢者にとって、もっとも大切な食事法は**「おいしいと感じるものを、しっかり食べる」**です。

検査結果の数値を基準値まで下げさせようとするのが「引き算医療」だとしたら、元気で活力ある生活のために、不足しているものを足していくのが「足し算医療」です。65歳を過ぎたら、必要なのは足し算医療です。

「余っている害」と「足りない害」を天秤にかけると、身体の老化が始まる65歳からは、足りない害のほうがはるかに大きくなります。歳をとったら、少々数値が高いなど、余っているくらいのほうが、足りないよりずっとよいのです。

たとえば、**高齢者がシャキッと元気に過ごすためには、血圧や血糖値も少しくらい高いほうがいい**。脳に酸素とブドウ糖が必要な分だけ届くからです。それによってエネルギー産生量が増えれば、脳の働きも活性化します。

その状態をキープできれば、運転中に頭がボーッとしてくることも防げるでしょう。

ところが、引き算医療は高齢者に節制を求めます。数値を下げるために、食べたいもの、おいしいものをがまんさせるのです。糖質、脂質、塩分。これらをすべて減らしていきなさいという。しかし、糖質、脂質、塩分は、人に活力を与えてくれる大切な栄養素です。**糖質も脂質も塩分も、活力のもと**であり、毎日きちんと足していく必要があります。そして、これらが不足しているときに、意識障害が起こりやすいのです。

65歳を過ぎたら肉をもっと食べよう

65歳を過ぎて、もっとも足していきたい食べものは肉です。

肉ほどタンパク質の豊富な食品はありません。筋肉、血管、臓器、粘膜、皮膚などあらゆる組織の材料になります。**脳細胞にもタンパク質が必要**です。脳が元気ならば、運転中に注意力が散漫になってくることもないでしょう。

しかも、肉にはセロトニンという神経伝達物質の材料となる必須アミノ酸が多く含まれています。セロトニンは幸福感を伝える作用があり、この分泌量が人の幸福感を左右しています。精神を安定させ、不安感をやわらげ、落ち着かせ、意欲を高める作用もあります。さらに、睡眠と覚醒をコントロールしています。安全なドライブを楽しむためにも大切なホルモンなのです。

さらに、肉にはドーパミンの材料となるL - フェニルアラニンという必須アミノ酸も豊富です。ドーパミンは、前述したように、薬剤性せん妄を防ぐうえでも重要な神経伝達物質です。これらの**神経伝達物質が足りていれば、意識障害は起こりにくい**のです。


ところが、「高齢になったら肉を控えて、野菜と魚中心の食事をしたほうがよい」と思い込んでいる人が大勢います。困ったことに、大豆食品や魚介類からタンパク質をとっていれば、肉は少なくてよいと栄養指導をする医者もいます。そうすることで、動脈硬化を防げるというのです。

しかし、何度もくり返しますが、動脈硬化の最大のリスクファクターは加齢。年をとれば食事制限をしていようといまいと、動脈硬化にはなるのです。

大豆食品や魚介類もタンパク質が豊富ですし、健康増進に役立つ栄養素を多く含みますから、もちろん毎日食べてほしい食材です。ですが、それだけではタンパク質は不足しやすくなります。

タンパク質の摂取量が戦後と同程度まで減っている

日本人の寿命が大きくのびたのは、戦後です。背景には、それまでの和食に肉を加えて食べるようになったことがあります。**タンパク質の摂取量を増やしたことが、日本が世界一の長寿国になった一因**と考えられています。

国民病と呼ばれていた結核や脳出血が激減したのも、肉を食べるようになって栄養状態が改善して免疫力が上がり、血管が丈夫になったからです。

ところが今、タンパク質の摂取量が１９５０年と同水準まで減ってきているのです。

１９５０年といえば、戦後からまだ5年というときです。食糧難だった戦後と同等のタンパク質しか、飽食の時代に生きている人たちが摂取できていないとは驚きではないでしょうか。

背景には、「健康長寿には、肉は控えたほうがよい」、あるいは「粗食がよい」という誤った引き算医療の考え方があります。

ただ、日本でも若い世代は肉類を比較的多く食べています。つまり、日本人のタンパク質の摂取量を減らしている要因は、高齢世代の摂取量が少ないせいです。

高齢者ほど肉が必要です。肉などに含まれる動物性タンパク質をとると、血液中にアルブミンが増えます。このタンパク質は脳卒中、心筋梗塞、感染症の予防に効果があるとされています。一方、血液中のアルブミン値が低い人ほど早死にするリスクが高い、とも報告されているのです。

夜は水分を多めに摂っておく

高齢の方々が肉を控える理由には、「コレステロールが多い」という心配もあると思います。

たしかに、肉にはコレステロールが多く、動脈硬化のリスクを高めるとされています。一般的な医療では、コレステロール値が高い「余る害」が問題視されます。

そこで、薬でコレステロール値を下げる引き算医療が行われます。

そのため、コレステロールを「やっかいもの」のように考えてはいませんか？

これも誤りです。**コレステロールは、人が健康に活動的に生きていくうえで欠かせない脂質**です。細胞膜や男性ホルモンや免疫細胞をつくる材料なのです。

そのため、不足すれば、細胞分裂の際にミスコピーが起こった際に、免疫細胞が掃除しきれなくなって、がんが起こりやすくなります。細胞の老化も進みます。

また、**男性ホルモンは男性も女性も活動的であるために必須のホルモン**です。コレステロールが不足すれば男性ホルモンの分泌量も減り、元気がなくなります。

このように、コレステロールが足りない害は、健康寿命を短くしてしまうことなのです。

コレステロール値を薬の力で下げて動脈硬化を予防していく医療は、10年後、20年後の心筋梗塞や脳卒中を避けることに目的があります。しかし、どんなに注意していても、動脈硬化は加齢とともに少なからず起こっていきます。

それにもかかわらず、10年後、20年後の未来のために、今、コレステロール値を下げる引き算医療によって、活力を失い免疫力を低下させ、がん細胞を増殖しやすくさせてしまうのだとしたら、その医療にはどんな意味があるのでしょう。

世界中ではコレステロールのやや高い人が長生きしていることが明らかになり、コレステロール値の規制が解除されているのです。

私は毎日肉を食べています。正直にお話しして、コレステロール値も中性脂肪も高いのです。コレステロール値は現在のところ３００㎎／dℓ弱で、中性脂肪は９００㎎／dℓくらいです。基準値は、コレステロール値が２２０㎎／dℓ未満、中性脂肪が30～１４９㎎／dℓとされていますから、かなり高い数値です。

ですが、60代以降はコレステロール値も中性脂肪も高いくらいがよい。それによって**体調に問題がないのならば、薬で無理に下げなくてもよい**ですし、ましてや肉を控える必要はない、というのが私の考えです。ただし、中性脂肪が１０００㎎／dℓになると急性膵炎が起こりやすくなるとされているので、この点には注意が必要です。

食が細くなってきている人は、「肉をもっと食べましょう」といわれても、一度に多くはとれないでしょう。この場合は、朝と昼と夜に分散して少しずつ食べるとよいと思います。

お茶碗1杯のご飯が安全運転の役に立つ

血糖値を気にして糖質制限にとり組んでいる人も多いと思います。

糖質制限とは、ご存じのとおり、糖質を多く含む主食や果物、調味料、お菓子類などを控えることで、血糖値の上昇を抑えていく食餌療法です。

たしかに、糖質制限を実践すれば血糖値が下がって痩身効果も現れると思います。

しかし、**高齢者が糖質制限を行うのはやめたほうがよい**でしょう。**脳の働きにはブドウ糖が必要**です。その摂取を制限すれば、頭がぼんやりしたり、やる気が起こらなかったりしてきます。運転中に注意力が散漫にもなりやすくなるでしょう。

ブドウ糖をエネルギー源にしているのは、筋肉も同じです。**糖質を控え過ぎると、筋力が落ちやすく、転びやすくもなります。**あらゆる臓器も皮膚も、健康的に働くためにブドウ糖を消費しているのです。しかも、外見が老けやすくなります。

私たちは常に高血糖の害ばかり聞かされています。たしかに、重度の糖尿病になれば命にかかわることもあります。

ただ、高血糖が動脈硬化を進行させるスピードはゆっくりです。早めに身体の声を聞きながらコントロールしていけば、症状の進行を遅らせることもできます。そのポイントは、「ゆるやかにコントロールする」ということです。


アメリカで行われた調査に、厳格に血糖値をコントロールしたグループ（ヘモグロビンＡ1c　６・０パーセント未満）とゆるやかにコントロールしたグループ（ヘモグロビンＡ1c　７・０〜７・９パーセント）を比較した研究があります。

結果、**厳格にコントロールしたグループは、重度の低血糖になる割合が、ゆるやかにコントロールしたグループの３倍にもなる**ことがわかりました。しかも、脳卒中や心筋梗塞などの心疾患で死亡する割合が上がったのです。

糖質制限を行っていると、頭がくらくらしたり、身体がふらついたり、力が抜けるように感じたり、動悸がしたりすることが起こります。これこそが低血糖の発作です。

低血糖で車の運転をするのは、非常に危険です。ただし、低血糖は糖質をきちんととることで、改善する症状でもあるのです。

もしも、思い当たるふしのある方は、血糖値がある程度上がることを覚悟して、一度ご飯をきちんと食べてみてください。おそらく、身体の底から力が湧いてくるような幸福感を得られるでしょう。これも「糖質をきちんととってくれてうれしい」という身体の声です。ご飯を食べることで、不快な症状が消え、安全運転を続けていけるのならば、これほど簡単なことはありません。

もちろん、糖質に偏った食事はよくありません。主菜と副菜、汁物があり、そこに主食としてお茶碗に軽く1膳のご飯をそえる。こうした**当たり前の食事が、脳の健康的な働きには欠かせない**のです。

塩分を控えていると意識障害を起こしやすくなる

高血圧の人に多いのが、「塩分を控える」という食事です。
「塩分は動脈硬化を進行させ、血圧を上げる。高齢者は控えたほうがよい」
そう指導する医者が大多数です。しかし、60代以降の人には、この考えは当てはまらないと私は考えます。「血圧の高さが健康や寿命に関与しているか」というと、そんなことははっきりわかっていないのです。たしかに、多過ぎる塩分は動脈硬化を進行させます。血圧も上がります。しかし、それによって寿命が短くなる、という調査は日本では行われていないので、「塩分をとり過ぎると早死にする」とは誰にも断言できないのです。

むしろ、**65歳以降の人が塩分を控えていると、健康寿命を縮めるリスクが高まります。低ナトリウム血症を起こしやすくなるからです。**

ナトリウムは、身体の働きに非常に重要な栄養素です。そのため、身体はナトリウムの濃度を一定に保つようにできています。塩分を控えれば、腎臓はナトリウムを排泄しないようキープします。これを「ナトリウム貯蓄能」と呼んでいます。

若い人の腎臓は、ナトリウムの貯蓄を適正に行えます。それによってナトリウム濃度は一定に保たれます。しかし、加齢とともに腎臓の働きが衰えてくると、ナトリウム貯蓄能も落ちます。腎臓がナトリウムをキープする力が弱くなり、尿から必要以上のナトリウムが出ていってしまうのです。

これによって高齢者は低ナトリウム血症を起こしやすくなっているのです。


低ナトリウム血症も、低血糖や低血圧と同様に、高齢ドライバーにとってリスクの非常に高い状態です。意識がぼんやりする意識障害、倦怠感、吐き気、疲労感、頭痛、筋肉のけいれんなどの症状が出てくるためです。

医者の指示を守ってまじめに塩分を控えていると、気づかないうちに低ナトリウム血症が生じ、運転中に頭がボーッとしてきた、ということが生じかねません。ふだんは安全運転の高齢ドライバーも、低ナトリウム血症を起こせば、意識が飛んで暴走や逆走を起こす危険性が高まるのです。

歳とともに濃い味つけを好むようになる理由

厚生労働省は、ナトリウムの１日当たりの目標量（食塩相当量として）を、成人男性の場合７・５g未満、女性６・５g未満と設定しています（「日本人の食事摂取基準（２０２０年版）」）。しかも、高血圧の人や慢性腎臓病の人は、重症化を防ぐために、男女ともに１日当たりの目標量６・０g未満とするべきとしているのです。

減塩の必要性を訴えるならば、そのリスクも伝えなければいけないでしょう。「高齢者が減塩に熱心にとり組み過ぎると、低ナトリウム血症を引き起こす危険性があるので、運転には注意しましょう」とつけ加えなければいけないはずです。それほど、**低ナトリウム血症は、高齢者にとって意識障害の原因になりやすい**のです。

ところが、減塩の重要性ばかりがクローズアップされ、低ナトリウム血症について言及する医者は極めて少ない。これも、大半の医者が厚生労働省が提示するマニュアルに従っていることの表れと読みとることができます。そして最近のさまざまな調査では、**１日10〜15ｇの塩分摂取がもっとも死亡率が低い**ことも明らかにされています。

高齢になればほとんどの人が濃い味つけを好むようになります。これにも理由があります。老化によって味覚が鈍くなるということの他に、身体の適応現象とも考えられるのです。

腎臓のナトリウム貯蓄能の低下によって、ナトリウムが排出されやすくなっているぶん、外からナトリウムを摂取するよう、脳が濃い味を求めさせるのです。

さらに、動脈硬化が進んでいるから、濃い味を求めている、ということもあります。

動脈硬化が進んだ血管で、酸素やブドウ糖を体中に届けるためには、血圧を高めにして血流を維持する必要があります。そこで、塩辛いものを身体が欲し、血圧を上げている、とも考えられます。

そうしたなかで、がんばって減塩すれば、身体の声に反することになり、正常な機能を保てなくなる可能性を高めることにもなるのです。

がまんは美徳ではない。食事制限は老化の原因に

みなさんは、「がまん」を美徳と考えていませんか。がまんしているほうが長生きできると信じている人も多いように感じます。しかし、それは真実でしょうか。

私が多くの高齢者とかかわる中で、医者として実感しているのは、**「おいしい」と思うものをがまんせずに食べている人のほうが、心身ともに元気**です。車の運転も長く続けられるでしょう。うつ病の患者さんも、食事を変えることでずいぶん元気をとり戻されます。

「今日は肉が食べたいな」「甘いものがほしい」と感じるのは、その栄養素を欲している身体の声ということもあります。身体が必要な栄養素を「足してほしい」と

信号を送ってきているとも読みとれるのです。

そうだというのに、たとえば「肉は身体に悪い」と控えていたら、脳と心身の健康に重要なタンパク質とコレステロールを得られない、というストレスを身体に与えることになります。

お饅頭が無性に食べたいのにがまんしていたら、「おいしいものを食べて大満足」という喜びを失います。

そうした節制を続けた結果、**食への興味が失われれば、肉体的にも精神的にもどんどん老け込んでいく**のは避けられません。

もしも私が有料老人ホームをつくったら、その施設では「あぁ、おいしい。幸せだな」と心から感じてもらえるような栄養満点の食事を出します。がまんや節制はさせません。そのほうが、利用者さんがイキイキと元気に長生きしてくれると信じているからです。

マスクをして運転すると事故を起こしやすくなる

運転中に意識障害を引き起こしやすいこととして、もう一つお伝えしておきたいことがあります。マスクについてです。

マスクは、低酸素になるリスクがあります。たとえば、コロナ禍で酸素濃度を測るパルスオキシメーターを購入した人も多かったと思います。そして新型コロナウイルスに感染した際、最大値１００％の酸素濃度が数パーセント減っただけで大騒ぎしたことでしょう。

しかし、マスクをしていると、血中の酸素濃度が下がります。マスクで鼻を塞いでいるので、吐いた息を再び吸うことになります。マスクをしていないときより、新鮮な空気を吸い込みにくいのです。

それが息苦しいので、鼻だけ外してマスクをする人がいます。私は、マスクの正しいつけ方とは、むしろ鼻を外すことではないかとも思います。

なぜでしょうか。答えは単純です。新鮮な空気を吸い込めるからです。「マスクは感染症予防のためにつけるもの」と思い込んでいる人がいますが、それは誤解です。マスクに感染症予防の効果はありません。ウイルスは非常に小さく、マスクをしていたとしても、簡単に入り込んできます。ですから、マスクをしたところで、ウイルスが蔓延している場所にいれば、空気と一緒に吸い込んでしまうのです。

では、マスクは何のためにするのでしょう。感染症に限っていえば、人にうつさないためです。咳やくしゃみをした際、ウイルスをまき散らさないためにマスクで抑えるのです。よって、マスクは口さえ押さえていれば用を足すことになります。鼻は塞ぐ必要はないのです。

ところが、コロナ禍では「鼻マスク」と揶揄されました。鼻マスクをする人は、中高年に多かったと思います。それは、酸素を十分に吸い込めない息苦しさを解消しつつ、自分がウイルスを保有していても人にうつさないための良策だったのです。

コロナ禍では、一人で運転している車中でマスクをしている人も多く見かけました。マスクの目的をまるで理解されていなかったのでしょう。

しかし、**高齢者の場合、マスク運転は自分を守るどころか、自分を危険にさらすことになります**。低酸素の状態で運転することになるからです。

低酸素は、脳に大きな負担を与えます。とくに高齢者の脳は低酸素の影響を受けやすくなります。その状態でハンドルを握れば、意識障害を起こす危険性を高めるのです。ですから、**運転するときにはマスクを外しましょう**。高齢者が事故を起こさないためには、こうしたことも大切となります。

高齢者こそテレビと距離をとったほうがよい

今後も、できるだけ長く運転を続けていきたいと考えているならば、**テレビとは距離をとったほうがよい**。私はそう考えます。

ニュース番組やワイドショーは、人が不安になったり感情的になったりするように報道します。その後、どれほどの影響を視聴者に与えるかなど、おかまいなしです。

テレビを見ていると、「自分は大丈夫だろうか」「あんなふうになったら大変だ」と不安がどんどん膨らんでいくでしょう。それは、視聴率を上げるために、センセーショナルでショッキングな内容を選んで、とても上手に構成しているからです。

高齢者の暴走事故が大きく扱われるのも、視聴率がとれるから。現在、視聴者でもっとも多い世代は60代以降です。男女ともにテレビの利用率が90パーセントを超えるのは、60代からです。つまり、60代以降の人が不安になるように情報を発信すれば、「視聴率をとる」という目標をテレビ局は達成しやすくなります。

そんなことのために、大切な免許を手放してしまってよいのですか。

暴走事故は、意識障害を起こさないよう、薬と食生活を改めていけば、かなりの確率で防ぐことができます。**高齢者だから暴走事故を起こすのではない。薬や誤っ**

た引き算医療の影響で、暴走事故は起こりやすくなる。そうであるならば、高齢者が免許を手放さなくてすむ方法はいくつもあります。

そうだというのに、テレビは今後も高齢者の暴走事故が起こるたびに、「高齢者は免許返納をするべきだ」と言い続けるでしょう。それが薬害の可能性があるとして、薬の問題を深く追究することはしないはずです。製薬会社が大スポンサーだからです。そんな偏った報道をくり返し見ていれば、不安にならないはずがありません。

だからこそ、テレビとはある程度の距離をとってつきあったほうがよいと思います。

なかには優れたドキュメンタリーやドラマもあり、天気予報やスポーツ実況、料理・園芸など趣味実用の番組など、役に立つ番組もあります。ですから、すべてがダメとはいいませんが、見るならば選んで見ることです。

最近は、おもしろいラジオ番組もたくさんありますし、ユーチューブなど動画配信サイトも充実しています。

テレビを消すと寂しいというならば、ネットフリックスやアマゾンプライムなどの配信サービスと契約をしてみるのもよい方法です。わずかな月額料金ですばらしいドラマや映画、ドキュメンタリーなどを幅広く視聴できます。こうしたもののほうが、視聴者の不安をあおるテレビ番組をつけておくより、心の健康のためによほどよいはずです。

これからの人生を思うならば、最初はハードルを高く感じても、インターネットやスマートフォンなどの扱いに慣れていくに越したことはありません。**新しいことに挑戦すれば、そのぶん脳が刺激され、活性化されます。**ただ、配信サービスに契約する作業が難しいというならば、こんなときこそ身近な人にお願いすることです。若い人に頼めば、手慣れているので、ものの数分で契約してくれるでしょう。

都会の常識で地方の暮らしに口出しするな

免許返納する弊害は、地方に住んでいる人ほど大きくなります。

都会にいれば、電車やバスが数分おきに来ます。しかし、地方ではそうはいきません。1～2時間に1本来ればまだよいほうで、1日に2～3本しかないこともある。しかも、最寄り駅までが遠い。駅まで歩いて、電車やバスに乗って遠出をするというのは一苦労です。

それならば、自転車を使えばよいという人もいるでしょう。しかし、75歳を過ぎたら、自転車に乗るリスクは非常に大きい。骨が弱っているため、転倒によって骨折しやすく、大腿骨骨折をすれば寝たきりになる可能性が高まります。しかも、高齢者は自転車でもゆっくり走るので、バランスを崩しやすい傾向があります。あるいは、フラフラしないようにスピードを出すので、転んだときのダメージが大きくなるのです。

免許返納を強く求める人たちは、こうした都会と地方の違いをどう考えているのでしょうか。地方に住んでいる高齢者ほど、免許返納したあとの生活が困難になる。ところが、免許返納を強く求める人たちは、都会に暮らしている。

そうした**地方の状況をまるで考えず、都会の人の常識で物事をはかることほど無責任なことはない**、と思うのは私だけでしょうか。

現に、高齢者が交通事故を起こしたとき、撮影クルーは東京の巣鴨の高齢者にインタビューします。そうして、巣鴨散策を楽しんでいる高齢者たちに「やっぱり免許は返納したほうがいい」と言わせます。東京では、車がなくても移動手段が充実しているのですから当然でしょう。

しかし、地方に住んでいる人はそうはいきません。私も田舎暮らしの経験がありますから、車がないと生活できない地方の事情がよくわかります。車が「生活の足」となっているのに、それを失ってしまうと、どうなるでしょうか。

車を運転できれば気軽に外出できるはずが、免許がなければ出かけられなくなります。外出のたびに、人に頼まなければならないのです。自由に外出できないストレスは、心身に大変な負担を与えます。

何より困るのは、医療機関を受診するときでしょう。地方では、高齢者が歩いていける距離に医療機関がないことがほとんどです。

また、遊びにいく自由も失います。たとえば、最近は地方にもショッピングモールや大型スーパーが多く進出しています。車で出かけたとしても、施設内ではたくさん歩くので、高齢者にはよい運動になります。

お店の人と話たり、外出先でおいしいランチをしたり、お茶をしたり、映画を観たりすることは、脳の刺激になります。免許を返納するということは、日常のそうした喜びや楽しみを引き算すること。それによって、運動機能も脳機能も簡単に衰えていくのです。

少なくとも**免許を返納すると、数年後に要介護になる確率は何倍も上がる**のです。

自ら免許返納を考えている人、あるいは高齢の親にそれを促している人、そして何より無責任にも高齢者に免許返納を求めて声を上げている人たちは、この事実としっかり向きあい、考えてほしいと願っています。

おわりに

ここまでお読みいただきありがとうございました。

少しでも薬とのつきあい方を考えるきっかけになったとしたら、著者として幸甚このうえありません。

事故は起こしたくないが、薬を減らすのは怖いという人もいるでしょう。

確かに、高齢者にあまり薬を使わない、また、多剤併用を行わない欧米諸国は日本より平均寿命が短いという事実はあります。それでも、現在では、女性は2歳ほど、日本より平均寿命が短いですが、男性は（日本の男性は若いころから健康診断を受け、薬をたくさん飲まされる傾向があると考えられます）むしろ、スイス、スウェーデンのほうが平均寿命は長いのです。そして、欧米の高齢者のほうが、日本の高齢者より元気な人が多いのも確かです。

試しに一つずつ薬を減らし、大丈夫かどうかをみるという手もあるでしょう。

将来の長生きについては、大規模比較調査がないのでわかりませんが、薬を減らせば、身体が軽くなったり、元気になったりすることを自覚する人が多いのではないでしょうか？　そして、暴走事故を起こす確率は確実に大幅に減ります。

いずれにせよ、**医者に言われるまま薬を増やし、飲むのでなく、とくに運転を続けたい人は一度考えてほしい**のです。

高齢者の免許返納問題は、現代社会を映す鏡のようなものです。

多くの国民は、交通事故という一面だけを見て「高齢者に運転させるのは危険だから、免許を返納させたほうがいい」と思い込んでいます。

そこには現代社会の問題点が映されていることに気づいていない。その部分を国民みんながしっかり見ていかない限り、同じような事故は起こり続けるはずです。

今、日本は超高齢社会にあります。そこから生じる社会問題を高齢の方々に責任転嫁することで、得をする人たちがいます。

たとえば日本の借金は、１０００兆円を超えて世界ダントツの額です。その責任を国は「高齢者が増え、年金や福祉予算が膨大したため」としています。

しかし、今の膨大な借金の原因の大半は、無駄に行ってきた公共事業のためで、福祉や年金のせいではありません。しかも、現在の高齢者のほとんどは、きちんと所得税も消費税も払い、年金保険料と健康保険料を納め、介護保険料まで支払ってきた人たちです。つまり、国にずいぶんと貢いできているのです。

高齢になり、これまで国に支払ってきたぶんを公共サービスで返してもらうのは当然の権利です。日本が超高齢社会になることは相当前からわかっていた事実で、財政赤字は明らかに国の失政です。政府はそれを謝らないどころか、高齢世代を隠れ蓑にし、高齢者の増加を国の借金の原因とし、税金を上げる口実にもしています。

免許返納問題もこれと同じです。高齢者の免許返納問題を隠れ蓑にして得をしている人たちがいることを、私たちは直視しなければいけないでしょう。

その得をしている人たちとはだれか。薬でもうけている人たちです。製薬会社は、検査結果の基準値を厳しくすればするほど、もうかる仕組みを築き上げています。

大学病院の医局や学会は、そこから研究費という名目で資金を得ています。

当然、医療費が右肩上がりに増えていきます。すると、厚生労働省は「高齢者が病院に行き過ぎるから、医療破綻しそうだ。窓口負担を増やさなければいけない」と、75歳以上で一定以上の所得がある人の窓口負担を1割負担から2割負担に増額。しかも、現役世代と同程度の収入がある人は3割負担のままです。

医療費の増大が医療破綻の真の問題点というならば、基準値をゆるくし、薬の処方量を減らせばよいだけのこと。そうすれば、医療費も大幅に削減でき、薬漬けにされる高齢者も減ります。元気な高齢者が増えれば、介護費用も減らせるでしょう。国民にとっては、よいことばかりです。

しかし、それをしないのはなぜか。製薬会社や学会から猛反発されるからです。厚生労働省も高齢者から医療費を集めたほうが都合のよいことが多いのでしょう。

現役世代は、高齢者の窓口負担の増加や暴走事故の問題を、他人事のように見ているかもしれません。

しかし、薬を過剰に処方する現代の医療体制は、現役世代の手取り額を減らすという問題にもつながります。実際、給料から天引きされている健康保険料はどんどん上がっています。国は「高齢者が増えているため」と理由づけしていますが、実際には薬を必要以上に使い過ぎているから健康保険料が上がるのです。

その片棒をかついでいるのがテレビ局です。高齢者の暴走事故は薬害の可能性が高いというのに、そのことを追究も報道もせず、個人の責任や倫理観の問題にすりかえている。製薬会社に忖度するテレビ局のせいで、高齢ドライバーに対する社会の風当たりは厳しくなり、高齢者は免許を取り上げられています。

結果、今後、要介護者がますます増えていくでしょう。そうなれば、介護保険料も増えていきます。現役世代の負担はさらに重くなっていくことになります。

問題はそれだけではありません。**いずれみな歳をとります。そのときに待っているのは、薬漬けにされ、意欲を奪われ、運転という移動する自由を奪わる未来**です。

高齢者の暴走事故の報道には、こうした問題が映し出されています。

この現実を国民が直視し、怒りの声を上げない限り、国も医療体制も変わっていきません。その第一歩が**「自分にとって必要な薬は使うが、必要のない薬は使わない」**とみなさんが治療法を選択する意識を持つことです。

体調をよくするための薬は使うが、体調を悪化させるばかりの薬は飲まないと意思表示をする人が増えていくと、まず開業医が変わるはずです。高齢者の健康について熟知し、無駄な薬を処方しない医者のもとに患者さんが集まれば、他の開業医も「必要以上の薬を出さない」という選択をするはずだからです。そうした社会は、一人一人が意識を改め、行動を変えていくことで築かれていくものです。

だからこそ、高齢者の暴走事故の原因は薬害の可能性が高いことを、私と一緒に社会に広く伝えてほしいと願います。そうすることが、高齢者に暴走事故を起こさせない最高の方法となるはずです。

現在、80代、90代のドライバーの方は大勢います。１００歳以上のドライバーもいることでしょう。**認知機能テストに合格しているのならば、国のお墨付きを得た**

のも同じなのですから、堂々と運転を続けられたらよいと思います。

本文で紹介した福島の事故を起こした男性は当時97歳でした。このとき、ワイドショーに出演していたコメンテーターが「免許にも年齢制限を設けるべきだ」といい加減なことを語っていましたが、私が知る限り、それまで97歳以上の交通死亡事故は1件もありません。毎日、9・7人の交通死亡事故が起こっているなかで、超高齢社会にあって97歳以上の人が起こした交通死亡事故とは、それほど少ない。地方では90代で運転している人は当たり前にいるが、死亡事故を起こす件数は少ないことを、高齢ドライバーの方々はむしろ自信とすべきでしょう。

そもそも、高齢で運転を続けている人たちは、自分の安全運転にそれだけ自信があるのだと思います。その自信を持てている限り、そして薬剤性せん妄を起こさない対策をとれている限り、運転は誰にも否定されることではありません。

反対に、高齢ドライバーに対する社会の風当たりの強さが気になります。その厳しい目は、テレビなどのマスメディアや国に曇らされたものに他なりません。**高齢**

ドライバーのノロノロ運転は安全運転の証し。「交通ルールを守って運転されているんだな」と、社会全体で温かい目で見守ってほしいと心から願っています。

末筆になりますが、このような奇書に近い本の編集の労をとっていただいた、ワニ・プラスの佐藤寿彦さんと江尻幸絵さんにこの場を借りて深謝いたします。

２０２４年１月

和田秀樹

薬害交通事故
免許返納を決める前に読む本

著者　和田秀樹

2024年3月5日　初版発行

和田秀樹（わだ・ひでき）
1960年、大阪府生まれ。東京大学医学部卒。精神科医。東京大学医学部付属病院精神神経科助手、米国カール・メニンガー精神医学校国際フェローを経て、現在、和田秀樹こころと体のクリニック院長。高齢者専門の精神科医として35年にわたって高齢者医療の現場に携わっている。著書は、『80歳の壁』（幻冬舎新書）、『70歳が老化の分かれ道』（詩想社新書）、『60歳からはやりたい放題』（扶桑社新書）、『老人入門』『「足し算医療」のススメ』（ワニブックス【PLUS】新書）など多数。

発行者　佐藤俊彦
発行所　株式会社ワニ・プラス
〒150-8482
東京都渋谷区恵比寿4-4-9　えびす大黒ビル7F
発売元　株式会社ワニブックス
〒150-8482
東京都渋谷区恵比寿4-4-9　えびす大黒ビル
装丁　橘田浩志（アティック）
柏原宗績
編集協力　江尻幸絵
DTP　株式会社ビュロー平林
印刷・製本所　大日本印刷株式会社

ISBN 978-4-8470-6218-6
ワニブックスHP　https://www.wani.co.jp